みんなのやさしい

生命倫理

——生老病死——

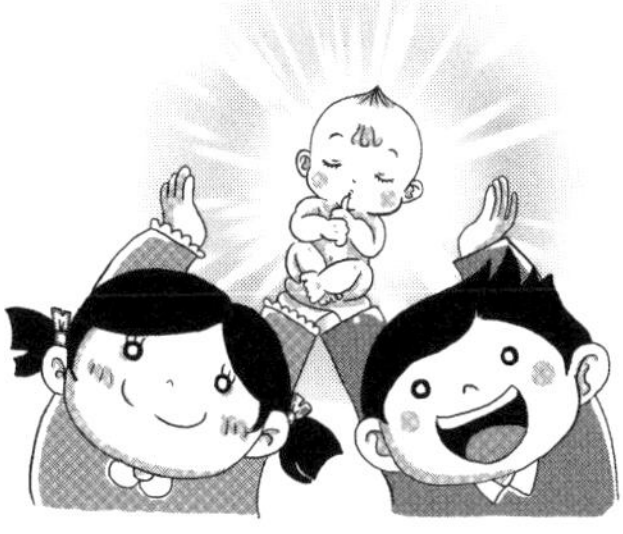

谷田憲俊

まえがき——先駆者・谷田憲俊氏のことばに代えて

谷田憲俊さんには、もっと生きていてほしかった。感染症の専門家であり、がんの緩和ケアの実践者であり、ほとんどの人がまだがんの告知をしていなかった（告知すべきでないと考えていた）30年以上前にすでに始めていた。そして、本書のテーマ「生命倫理」については、余人を以て代えがたい存在である。

感染症の分野では、COVID-19（新型コロナウイルス感染症）について、谷田さんなら、どのように情報を集め、どのように解釈し、対処するのがよいと考えたのか、ぜひとも聞かせてほしかった。

「がんの告知」については、約30年前、私が勤務医だった病院で講演をしていただいた。私もそれまで「告知できていなかった」けれども、谷田さんの講演を聞いて、すぐさま「告知することができた」ことを思い出す。難しいことを、非常にわかりやすく、しかも明快な根拠を示して話をしてくれるので、即実践ができたと記憶している。このことがあり、その姿勢と実践に共感して、医薬ビジランスセンター発足当初から、医薬ビジランスセミナーの開催や、「薬のチェックは命のチェック」や「薬のチェック」の編集・発行では、同志であった。なお、谷田さんは、「真実を伝える―どうガンを告知するか―」を1993年に出版しておられる。ガンの告知が普及した現在においても、忘れられがちな本質的に重要なことが書かれている（279頁参照）。

ご本人は、あと1〜2年で本連載を完結させたいと考えておられた。「根拠に基づく医療の提供」で「医療の無益性」に関する議論は、さわりが述べられているが、終末期医療や安楽死も含めて、どのように展開されただろうか。読み進めて、読者一人一人が、想像するほかないが、全編をじっくり読んでいただき、できる限り谷田さんが考えたことを推察していただければ、谷田さんも喜ばれることと思う。

2021年8月　浜　六郎　記

CONTENTS

第3章　婚姻――ひかれあう生命　89

第5章　生殖補助医療——生命倫理より技術が先行　169

CONTENTS

序　章

個人と社会のはざまで

――どうして人を殺してはいけないの？

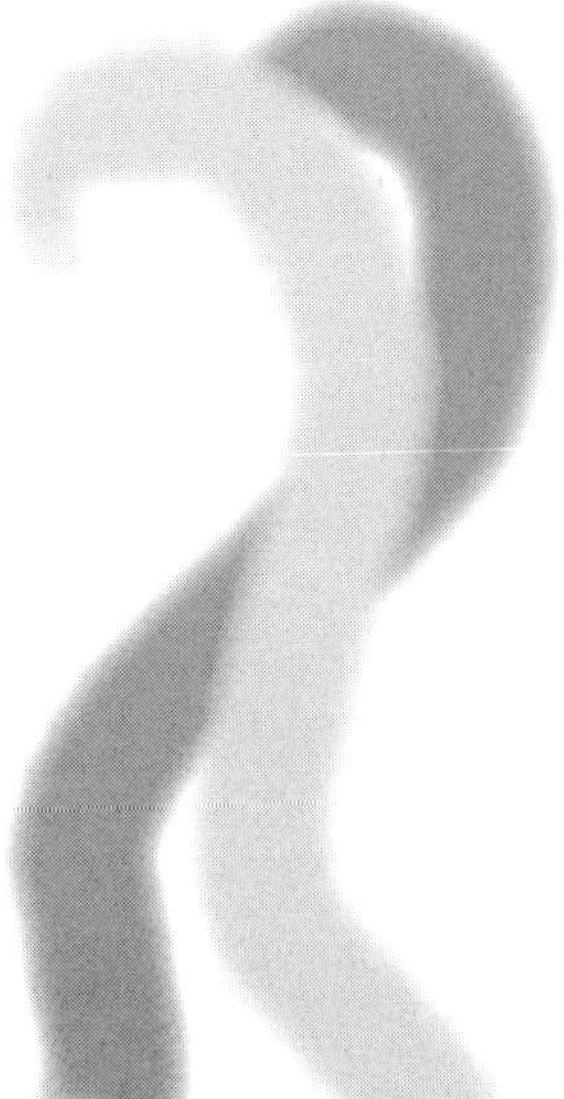

「人を殺すのがなぜ悪いの？」

ある高校生からの問いかけと称して「どうして人を殺してはいけないのですか？」というのがありました**（註1）**。それに対して、「悪いに決まっていることをなぜ質問するのか」とか、「高校生にもなってそれがわからないなんて、教育が間違っていた」「人を殺すのはいけません。道徳的に間違っています」「真摯な問いかけに応えよう」などのいろいろな反応がありました。しかし、大人のほうからの答えで、質問をした高校生を納得させられたのはなかったように思います。

「やさしい」生命倫理と題をつけました。ということは、生命倫理は難しいのでしょうか。決してそうではありません。（生命）倫理とは、前記のような質問に答える術《すべ》を与えてくれる道筋のようなものです。ただし、一筋縄ではいきません。私自身は、「人を殺すのがなぜ悪いの？」に対する私なりの答えをもっています。しかし、それをはじめから提示しては、私の独断かもしれない考えを押しつけることになります。ついては、「みんなの」生命倫理を著す意味もなくなります。

（生命）倫理は、対象にさまざまな領域を含んでいます。「いのち」に関することなので、いわば社会生活そのものが（生命）倫理の対象となるからです。そういうわけで、ここまで（生命）倫理と表してきましたが、ここからはカッコをとって生命倫理とします。

ここでは医療に関する生命倫理を取り上げます。最近は、インフォームド・コンセント、脳死臓器移植、体外受精や代理母などの生殖医療、安楽死や尊厳死などの終末期医療がよ

註1：1997年の夏、「ニュース23」というテレビ番組で、その年に神戸で起こった14歳の少年による小学生連続殺傷事件がテーマとなった。活発な議論の最中に、ある男子高校生が「どうして人を殺してはいけないのですか」と尋ねた。（当時の大人たちの反応は、『なぜ人間は人間を殺してはいけないのか――再生観と倫理観の関係についての比較思想的考察――』平田俊博著に詳しい）。

く話題になります。生命倫理を理解することが、これら困難な課題を整理し、問題点を把握して、それに対する答えを見つけることにつながります。「人を殺すのがなぜ悪いの？」に対する答えも、自ずから明らかになってくると思います。

なぜ「みんなの」生命倫理か

人が何らかの意見を表明することは、その人の価値観に基づかざるをえません。多かれ少なかれ、その人の個人的意見が入ります。とくに、（意識するかどうかは別として）自分を優れていると思う人は、自分の意見が社会の意見であるかのごとく錯覚します。これには、個人のみでなく特定集団も該当します。マスコミなどがいい例でしょう。記者の個人的意見が社会的意見であるかのごとく装っている記事をよくみかけます。

真に公平な立場というのは、人と人との関係において、及び、議論をするにあたって存在しません。これらをあらかじめ理解したうえで、「みんなのやさしい生命倫理」を著すつもりです。しかし、そうは言っても、私自身の個人的価値観が入ることは認めざるをえないと思います。

もう一点、重要なことがあります。たとえば、安楽死です。安楽死はかつては望ましい処置とされ、歴史的に洋の東西を問わず広く行われていました。それが最近になって問題にされています。「正しい」というのは絶対的な概念でないことがわかると思います。これを記している現時点にも、人を殺すのが正しいとされる（社会）状況があるのが厳然とした事実です。話が広がりすぎましたが、「みんなの生命倫理」が必要な理由がわかると思います。

道徳とは

ところで、倫理と似た概念に道徳があります。両者の違いは何でしょう。広辞苑によると「道徳」とは、「人のふみおこなうべき道」「ある社会で、その成員の社会に対する、あるいは成員相互間の行為を規制するものとして、一般に承認されている規範の総体」だといいます。ただし、「法律のような外面的強制力を伴うものでなく、個人の内面的なもの」とされます。つまるところ。属する社会に道徳的という概念はあるものの、個人の価値観に基づき、その個人に日々の特定の行動を起こさせる個人的なものということができます。

いわば、道徳とは個人にとっての正しい道です。十人十色、あるいは百人百様といいます。宗教も同様に考えることができます。個人によって何が正しいかが異なるため。道徳を規準にすると「正しい」ことが人の数だけあることになります。同一の価値観に基づく人もいるではないかと反論もあるでしょう。しかし、人の価値観は多層性ですので、全く同一というのは考えられません。さらに、ある価値観に基づいて、ある行動が起こるとき、二重・三重の因子が関わるため、極めて似た価値観・道徳観を持つ人でも同一の発現様式に至るのは難しいでしょう。

個人と社会を接頭語として、個人道徳と社会道徳ということがしばしばあります。社会道徳を唱える人も多いのは事実です。しかし、「道徳」の定義や意味を考えると、社会道徳は幻想でしかありません。あったとしても、砂上の楼閣です。いくら社会道徳を唱えても、社会が「道徳的」にならないのは、日々みなさんが見聞することではないでしょうか。社会道徳を実現させるためには、道徳以上のものが必要になります。

倫理とは

倫理はどうでしょう。広辞苑によると「倫理」とは、中国古典にある言葉で「人倫のみち」で、哲学の一つを意味するとあります。英語の「ethics」の日本語訳に「倫理」を当てたのは井上哲次郎という哲学者です。ここでいう倫理とは道徳とほぼ同義語です。このように、道徳と倫理を同じと考える人もいます。

これに対して、たとえば、Mason JK と McCall-Smith RAC は「Law and Medical Ethics」の中で、医の道徳は「特定の行為を統制したり、医師の日々の判断を規定する信念を統制する」のに対して、医の倫理は「それらを決定するにあたり、拠って立つ普遍的原則を分析する」としています。

道徳と倫理を分けると、様々な問題が理解しやすくなり、解決すべき課題がよく見えてきます。これを論理的に構築したのが米国の生命倫理学者、H・T・エンゲルハルトです。彼は、「異なる道徳を有する人」が出くわしたときに、その違いを乗り越えるために必要なのが「生命倫理」としました。私も彼の考えに共感を覚え、以来、道徳と倫理をはっきり分けて使うようになりました。ここでも、エンゲルハルトの考えに沿って、生命倫理について話を進めていきます。

道徳と倫理

重複になりますが、道徳と倫理についてもう少しふれておきます。道徳的課題で対立があったとき、道徳を規準にしては、すべてが「正しい」ので解決策はありません。それぞれの「正しい」立場を尊重し、お互いにそれらを「正しい」と認め合うことが必要です。それ以外に、争いをなくす方法はありません。

エンゲルハルトは、それを「相互尊重」と言っています（原著では、倫理学的に難しい議論が続いていますが、ここではふれません）。

すなわち、道徳的課題が問題になったときは、ある問題に賛成する人も反対する人もそれぞれの意見が通る道筋を考えればいいことになります。その考察過程や手段を検討し、解決策を見出すのが生命倫理です。その道筋を考えるのが倫理的手法となります。その結果、できあがったのがその社会の倫理です。

このようなことを倫理とすれば、思い当たることが出てくるでしょう。そうです。日々の問題を解決する身近な手法は「法律」です。実は、法律は倫理を具体化したものの一つなのです。「律」という言葉には、「おきて」とか「きまり」という意味があります。法律の他にも、規律、戒律、自然律などの使い方があります。生命倫理の分野でよく出てくる「自律」もそうです。

ここまでくると、生命倫理のほとんどを話したことになります。生命倫理のように日々の具体的課題に役に立てるように実用的にしたのを応用倫理とよびます。生命倫理は臨床倫理とも称し、環境倫理や政治倫理、企業倫理等の応用倫理の一分野になります。法律はそれらの最小限のルールだということがわかると思います。

道徳と倫理、及び社会

脳死臓器移植問題を例にとると、脳死を受け容れる人、受け容れない人、どちらも道徳的に正しい論理です。したがって、倫理的にはどちらも尊重されます。そうであれば、解決は生命倫理的手法を用いれば、難しいことではありません。すなわち、脳死でいいという人のみがドナーとなればいいのです。

そのためには、双方が納得できるルールをつくる必要があります。公費負担の問題、どういう基準なら臓器を取り出してもいいか、移植・脳死反対者をドナーにしない保証などのルールづくりが具体的な課題になります。健康保険も大学病院予算や研究費も税金、すなわちみんなのお金が使われるので、脳死や臓器移植に無関係の人にも発言する権利があります。また、「こわい」と思うだけで、その人にも発言する権利があるのです。社会全体で関与しなければならない課題だと理解できると思います。

社会がからんでくる分、複雑になることもあります。たとえば、「不倫」と「不道徳」のどちらが適切な表現型かの話題をみてみます。故ダイアナ妃（註2）は一度だけ記者のインタビューを受けました。その話題にふれたとき、ＢＢＣの質問者は「姦通（adultery）」という言葉はその件に入るときの一度だけしか用いず、「事（affair）」という言葉で押し通しました。同一の行為でも、姦通罪が存在する社会では「不倫」で、姦通罪のない社会では「(考える人によって）不道徳」となったりします。日本では「ダイアナ妃の不倫」とされていましたが、「不倫」ならば社会的非難と制裁があるという背景にＢＢＣの記者が配慮したためだと思われます。

この件は、ジェンダー（註3）の視点を入れて特記すべきことがあるのですが、ここでは倫理と道徳の言葉上の話題にとどめます。社会のルールづくりは、その時点の社会の価値観も相手にしなければならない複雑な課題です。

医療情報開示の問題などは、その社会の変化とともに出てきた典型的な課題です。いず

註2：英国のチャールズ皇太子の元妃。１９９７年８月、交通事故死した。

註3：生物上の雌雄を示すセックス（sex）に対し、歴史的・文化的・社会的に形成される男女の差異がジェンダー（gender）。

れにしても、生命倫理的手法とは、「正しい」答えのない課題について、問題点を明らかにして、そこに異なる個人の望みが通るような道筋を考えることとなります。個人によって異なる道徳や宗教、正しいと信じるものを互いに認め尊重し合って、それぞれの道徳が向上される方向性を見つけます。個人にとっても社会にとっても、より良い姿を目指そうというのが生命倫理の基本になります。(２００1年1月記)

第 1 章

死と生、愛と性

——いのちが生まれる土壌

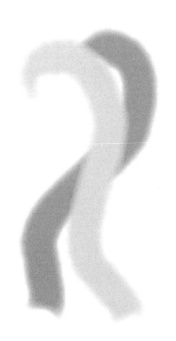

「イノチ」って？

「いのち？」それとも「命？」

語源を調べてみると、いくつもの説や考えがあり、定説はないようです。「なるほど」と思えたのは、『言海』（ちくま文庫）の記述でした。「息の道（いきのみち）の約」または「息の中（いきのうち）の約」とあります。これなら、「息」を含んだ言葉で、それを縮めれば「いのち」になりますね。

漢字の「命」は、「口」と「令」に分解できるそうです。この場合の「口」は「伝えること」、「令」は「おふれ」を表し、合わせて「上からの命令」つまり中国思想に基づく「天から与えられて生きている状態」が「命」ということになります。

逆に、死亡するのを「息が絶える」と表現するのもわかるように思います。この点は、多くの文化も同じで、呼吸で生死を表現します。たとえば、死亡するのを英語で expired といいますが、これは ex（外へ）と spire（呼吸する）からなっています。「息を引き取る」などの日本語でも同じですよね。

発音では「いのち」も「命」も同じです。しかし、文字として表すと、「いのち」は〝やさしい〟イメージ、「命」は〝かたい〟イメージになってしまいます。さらに、「命」は「命じる」という「命令」、あるいは「ミコト」と読んで「神」や「神の言葉・意思」「自然の真理」といった意味にも通じます。

このように、言葉を表す文字の違いからその意味するイメージまで異なってきたりします。本書では歴史も扱いますので、カタカナは「発音」、ひらがなは「和語」、漢字は「原文表示」と、文字を使い分けていきます。ただ、長い歴史のうちにきちんと分けられなくなっていたり、意味を強調するために文字を使い分ける必要が生じたりと、その分類は厳密なものではなく、臨機応変に対応します。

日本特有の死に対する考え

ところで、第二次世界大戦を境として日本人の命に関する見方が大きく変わりました。たとえば、安楽死をタブー視する考えは、それ以前の日本文化にはありませんでした。その考えは、戦後、米国に占領されてから日本人に生じたように思います。「飽くなき生への渇望」も米国文化の直輸入と思います（一部の米国人の考えですが、日本では主流になってしまった）。その一方で、諸外国が受け入れている脳死を認めないという特徴が日本ではあります。

このように死生観と一口に言っても一筋縄ではいきません。ただ、どうも日本特有の死に対する考えがあるように思います。その典型的事例が和歌山県立医大附属病院紀北分院事件です（読売新聞、２００７年5月22日）。

報道から判断すると、「呼吸器を外して自発呼吸がないことが確認された（つまり、病気が経過したなかで死亡した）患者に再び人工呼吸器を装着しなかったことが殺人にあたる」と警察によって断じられました。

病気の末期で呼吸が止まると心臓はわずかの時間（長くて数分間）動き続けます。この動きは心電図を着ければわかる程度で、働きは弱く循環を保つ力はほとんどありません。病気によっては、この呼吸停止と心停止の関係が逆転することはありますが、実質的な違いはありませんので「息が絶える」のを死と判定するわけです。この呼吸が止まった時に人工呼吸器を装着すれば、動いている心臓を少し長く動かし続けることが可能だと思います。つまり、病死した患者に人工呼吸器を着ければ、死亡の宣告時間をわずかですが延長することができます。したがって、和歌山県立医大病院分院の例は、ある意味「患者が病死するとき呼吸が止まったのをただ観ていることは殺人罪に当たる」と国家権力が言っていることになります。もっとも、がん末期などで死亡した患者に心肺蘇生術を行う医師が多い状況を考えれば、警察の態様を創りだしたのは医師自身とも言えますが。

「死亡した患者に人工呼吸を施さなければ殺人になる」というのは、「心肺停止は死ではない」という考えに基づいていると思われます。脳死問題において「脳死は死ではない」と強く表明されて、日本人の死生観が話題になりました。呼吸停止しても人工呼吸である程度の時間心臓を動かし続けられるので、人工呼吸器を着けなければ〝死亡した患者〟を〝生かし続ける〟ことができます。これは人工呼吸をしなければ生きていない脳死患者と類似した状況です。つまり、「脳死は死ではない」と言うのと「心肺停止は死ではない」は同根とみることができるようです。

「心肺停止は死ではない」

死亡するのを「息が絶える」と表現するのは前述したとおりです。「息を引き取る」とも表現します。しかし、古《いにしえ》の人々はそれを死と考えませんでした。「息が絶える」のは「魂が離れるだけ」と考えて、「魂は戻ってくる」すなわち「息を吹き返す」ことを願い、殯宮（もがりのみや、あるいはあらきのみや）を造って「招魂（みたまふり）の儀式」をおこなっていました。

柳田邦男**（註4）**は、「いったん呼吸が切れてもそれだけではまだ死んだとは解し得られない」としています。日本人にとって、〝死〟とは、「くたくたになる」ことであって（折口信夫、**註5**）、「心肺停止しても死ではない」ゆえに今でも患者の死亡にあたっては「ご臨終です」つまり「死に臨んでいる」と宣告するだけです。

古の死生観を敷衍《ふえん》すれば「呼吸停止は死ではない」という考えが理解できると思います。そうなると、病院は現代の〝殯宮〟、心肺蘇生術（人工呼吸）は現代の〝招魂の儀式〟ではないでしょうか。つまり、日本人が「呼吸停止は死ではない」と考えるのは、意識はしていないのかもしれないけれど、古からの深い信仰に基づいていると私は考えます。「そんな昔のこと、関係ないよ」と、捨て去ることはできません。１９８９年（昭和64）の昭和天皇の死亡に際しては殯宮が造られましたし、この文化は現在進行形です。

そのように考えれば、いろいろなことがつながります。もっとも、私はそれが誤っているとか時代錯誤だと言うわけではありません。たとえば、米国人のほぼ半数は「神が人を創った」と信じています。世界をみても、科学より信仰に左右される人のほうが圧倒的に多いでしょう。信仰がらみの文化は理性や合理性からは判断できません。

しかし、〝殯宮〟とか〝招魂の儀式〟、あるいは「日本人は呼吸停止を死と考えない」なんて言うと、「突拍子もない」と言われてしまいます。

註４：柳田邦男（やなぎだくにお、１８７５〜１９６２）は日本民俗学の祖と言われ、フィールドワークを重視した。代表作「遠野物語」をはじめ、数多くの著作がある。

註５：折口信夫（おりくちしのぶ、１８８７〜１９５３）は柳田邦男の高弟で、民俗学、国文学、国学の研究者。民俗学や国学関連の著作のほかに、「死者の書」などの小説も書いている。

ここに記した小論を日本緩和医療学会の会報に投稿したところ、はじめ採用を断られました。理由に、「日本人の死生観そのものを短絡的に断定したものであり、客観的に見たものではない」「批判的な内容のみであり、建設的な意味合いを含んでいない」「学会員にとって、有益な視点を与えるものではない」とありました。正直、私は緩和医療学会の回答に驚きました。緩和医療と銘打つからには、死に関する話題はすんなり取り上げられると思っていたのです。

確かに〝古の怪しげな言葉〟や〝医療の幻想〟という概念は学会としては受け容れがたいのかもしれません。とくに、二番、三番目の投稿不採用理由をみると、〝医療の幻想〟が審査員の気に障って拒否反応が現れたと推測できます。

「もともと個人の考えに基づく話題提供だ」と指摘をしたところ、異例な「追記：この領域の課題に関しては、さまざまな意見交換がなされることが必要と思います。どうぞ、今回のご意見に端を発して、更に多くの方々より、ご意見をお待ちしています。（編集委員会より）」付きで掲載されました（日本緩和医療学会ニューズレター39、２００８年5月）。

緩和医療学会でさえ、こういった状況です。その経緯から、「『病院は現代の〝殯宮〟、心肺蘇生術は現代の〝招魂の儀式〟』にしたのは、〝医療の幻想〟をまき散らせてきた医師である」と、私は改めて納得してしまいました。

〝救助〟という言葉

〝医療の幻想〟は、悪化する傾向にあるのが実態だと思います。それを象徴する現象が〝救助〟という言葉の使われ方です。以前は、災害や事故で遺体が見つかると、「遺体が収容された」と報道されていました。ところが最近は、救助隊の活動によって被災者や被害者が遺体で見つかったとき、マスコミは「救助された」と報道します。気づいていましたか？

救助隊の活動で被災者を見つけた場合など、救命の可能性が少しでもあるなら心肺停止状態であっても救助になるのはもちろんです。しかし、最近の傾向は異なります。状況などから誰がみても「遺体が収容された」のに、「救助されたので病院に運ばれ、病院で死亡が確認された」となります。死亡後でも病院に運ぶのは、解剖などの業務もあるので必ずしも間違いではありません。ただし、〝遺体収容〟を〝救助〟と表現する必要はありません。

救助隊とマスコミのどちらが先に、〝救助〟という言葉を〝遺体収容〟に代えて用い始めたのかわかりません。いずれにしても、これには日本社会の死を認めない風潮に関連があると思います。マスコミは社会の風潮を敏感に察知します。社会に迎合する言葉を用いれば発行部数や視聴率向上につながるので、マスコミの姿勢としては当然です。〝遺体収容〟に〝救助〟という言葉が用いられるのも、社会の〝死を認めたくない意識〟が働いて「〝救助〟のほうが社会受けするであろう」から、マスコミは「救助された」と報道するようになったのだと推測しています。

いずれにしても、日本社会全体の死を認めない風潮は強まっているといえるでしょう。その理由の一つに、医療への幻想があることは疑いないと思います。その流れを正しい方向に向けるのが、ＥＢＭ（根拠に基づく医療）やＮＢＭ（物語医療）です。この「生老病死の生命倫理」は、これからの医療に直結することなのです。

愛の始まりは対話から

〝愛は遺伝子によって左右される〟

数年前、「貞操遺伝子発見」のニュースが世界を駆けめぐりました（BBC News, ２００４年６月16日）。一夫一婦習性を示すのは哺乳動物種の５％以下です。その一種がソウゲンハタネズミで、つがいになると雄は父親の働きを忠実に果たし子の面倒もこまめにみて、ほかの雄が近づくと嫉妬もするほど雌に貞節を尽くします。一方、マキバハタネズミの雄はドンファンで雌とみれば見境なく、子の面倒をまったくみません。

このマキバハタネズミの雄の脳にはバゾプレッシン受容体**（註６）**がわずかであることを発見した研究者がその受容体遺伝子を彼らの脳に挿入してみました。そうしたら、そのマキバハタネズミの雄はソウゲンハタネズミのようになってしまったのです。定めた雌以外の雌が挑発しても見向きもしません。その理由は、性交で脳内に放出されるバゾプレッシンです。遺伝子操作されたマキバハタネズミの雄は性交後に放出されたバゾプレッシンによって報酬、つまり幸福感・満足を味わわされ、その雌から離れられなくなるというのです。理由はどうであれ、〝愛は遺伝子によって左右される〟一例です。

註６：バゾプレッシンは脳内ホルモンの一種で受容体があるところに作用する。主に抗利尿ホルモンとして働き、欠乏すると限りなく尿が出てしまう尿崩症になる。最近、雌雄関係（社会関係）を司るホルモンであることも知られてきている。

「愛は子孫づくりの始まり」と考えれば、遺伝子に左右されるのは当然です。しかし、「原因遺伝子が判明した」とされる病気においても、遺伝子だけですべては説明できないのが実態です。「愛」や人間関係などはなおさらでしょう。これから男女の出逢いや恋愛などについて、神から遺伝子の世界へと眺めてみます。これらは生命倫理の中心課題でもあり、話題は尽きません。

男女の会話が神話になった日本

愛のはじまりの「男女の出逢い」は、伊弉諾尊（イザナキノミコト）と伊弉冉尊（イザナミノミコト）の出逢いから始めなければならないでしょう。神話の世界とはいえ、人々の考えを表しているからです。イザナキとイザナミは「誘う《いざな》」に基づく名前で、男神と女神が互いに誘いあう言葉が神として位置を占めています。今の人なら言葉なしでカップル誕生もありと考えるかもしれませんが、イザナキとイザナミは実際に言葉に出して誘い合ったことが次に描かれます。そして、彼らが婚姻を結んで国産みを始めることはご存じの方も多いでしょう。

伊弉諾尊と伊弉冉尊は天浮橋（アマノウキハシ）の上に立って、2人で話し合いながら最初の仕事を計画します。「どうだろう。下には国がないようだ」と言って、天之瓊矛（アマノネ）という矛（刀）で下をさぐって海を創ります。その矛を引き上げるときしたたった潮から島が創られます。それが馭慮嶋（オノゴロシマ）です。2人はその島に降りたって国産みをするわけです。

その国産みの作業も、お互いに〝誘う言葉〟をかけながらです。馭慮嶋を中にして、男神（原文は陽神）は左から回り、女神（陰神）は右から回り、男女の出逢いを演出します。出逢ったときに女神が「ああ、うれしい。美しい男性に出逢えた」と喜びの声をあげます。男神は喜んだ様子もなく「男がまず声をあげるべきである。女が先に声をあげるとは何事だ。道理が違ってしまったので、やり直そう」と言いました。そして、出逢いをやり直します。

2回目は、男神が「ああ、うれしい。美しいおとめに出逢えた」と声をあげます。次いで、2人の会話が続きます。「男は左旋、女は右旋」「先に声をあげるのは男」といった男尊女卑、また陰陽の思想もあり、それらは儒教の影響と考えられています。私は、女性が先に声をあげるのは素直でいいと思います。動物界では、多くの種において雌が雄を値踏みして優れた雄を選びます。雌に選択権があるのです。人間社会も似たり寄ったりで、女が男を選ぶのが自然な姿です。もっとも、寄りつくのは男のほうなので、「男が女に選ばれる」というのが正しい表現でしょう。

男性優位の側面が否めないにしても、日本の始まりは男女の会話からとしていいと言える物語です。そして、夫婦の成立もまた対話からとみることができます。それらを神話としたのが私たちの先代です。古の人々がいかに対話を重視していたかがわかります。

「言葉に出さないのが日本文化」はいつから？

私は市民を対象に「夫婦の会話教室」などを開きます。「対話していますか？」という私の質問に、参加者は一様に「言わなくてもわかっている（もらえる）のが夫婦だ」などと、言葉に出しての対話は避けることが当たり前で「それが日本文化だ」と答えます。しかし、それは当たり前ではないのです。日本を創った神々は、「我々は言葉を大切にしたのだ。夫婦の間で話し合わないなんて、情けない子孫たちだ」

と嘆いているでしょう。

いつ頃から「言葉に出さないのが日本文化」となったのでしょうか。日本書紀には、庶民から多くの訴訟があったことが記録されています。庶民が塗炭の苦しみを味わわされ忍従を強いられていた一方で、訴え出ることもできたことがわかります。

日本にキリスト教を伝えたイエズス会の宣教師フランシスコ・ザビエル（1506〜1552年）は、「日本人はどの国民より何事でも道理に従おうとします。日本人はいつも相手の話に聞き耳を立て、しつこいほど質問するので、私たちと論じ合うときも、仲間同士で語り合うときも、話は全く切りがありません」と書き送っています（『完訳フロイス日本史』、講談社）。

こうしてみると、「言葉に出さない日本文化」は、その後に形づくられた文化であることがわかります。詳しくは後ほどふれますので、ここでは江戸時代の国学者に源を発する虚想家たちが日本文化から言葉を奪うことに大きな役割を果たしたことを指摘するに止めます。

神話の世界では、男女の出逢いからすぐにカップル成立に至りました。現実の人間社会は、そう簡単ではありません。出逢いからカップル成立に深入りする前に、「法制度上は近世に至るまで男女ほぼ同じ扱いを受けていた」は、あまり知られていませんし、両性間の愛の背景に関連しますので、少し詳しくみてみましょう。社会的性差（ジェンダー）を考えるうえの材料にもなると思います。

近世まで男女はほぼ同じ扱いを受けていた

欧米の人が驚く日本文化に「家庭の財布の紐を握っているのは妻」があります。それを知った外国の人は、一様に「日本は欧米よりはるかに女性の権利が強い」と言います。

大化改新の詔《みことのり》（６４６年）により、土地を接収して天皇のものとする公地公民制、戸籍を作成して公地を公民に貸し与える班田収授の法、地域を整備し直した国郡制度、公民に税と労役を負担させる租庸調《そようちょう》制度などが定められました。班田収授の法では女子にも配分され、妻の財産権は保証され相続に男女の区別はありませんでした。

大化改新の詔が出される前年、大化元年（６４５年）には、公民に関する身分を定めた「男女《をのこめのこ》の法《のり》」が出ています。その中では、売買の対象となる奴婢、つまり「奴」は男で「をのやつこ」、「婢」が女で「めのやつこ」と呼ばれる奴隷の扱いに男女の違いがありました。「公民の男女に生まれた子は、その父に属させよ」「公民の男と婢の間に生まれた子は、その母に属させよ」「公民の女と奴の間に生まれた子は、その父に属させよ」「奴婢の男女に生まれた子は、その母に属させよ」とあります。

「親の一方でも奴婢なら子は奴婢である」は厳しい身分制度を反映します。ただ、公民同士の子と奴婢同士の子で男女の扱いに違いがある理由はわかりません。推測ですが、支配者は奴婢の定着を狙ったのだと思います。なぜなら、男（奴）のほうが放浪に出奔する可能性は高いでしょうから、母（婢）に属させたほうが子を留めおくのに少しでも役立つと考えたのではないかと思われます。なお、「公民の男女に生まれた子は、その父に属させよ」は単なる父系家族制からではないので解説が要るのですが、それは家族制度に関わるので後に説明します。

「男女の法」からうかがえる当時の男女関係

「男女《をのこめのこ》の法《のり》」には、当時の人々の男女関係や暮らしぶりが推測できる条文があります。たとえば、「離婚して暫くしてから女が別の男に嫁ぐのは当然のことなのに、前夫が後夫に財物を強要する者多いが、それは許されない」とか、「女が夫と死別後に、または初めて人に嫁ぐとき、それをねたんでお祓いさせてその対価として財物を強要する者が多いが、それは許されない」と定めています。同じように、「男が女に契って、後で家に引き取らない間に、女が他の男に嫁いだとき、前の男が女の実家と後の男に財物を強要する者多いが、それは許されない」とあります。

当時は、男が女の家に通う「通い婚」の形態をとっていました。女にはかなりの自由があって、離婚した後はもちろんのこと、夫婦となった仲でも反故にすることは女の勝手だったのです。後に結婚の項目でふれますが、こういった面で女性は近世まで自由でした。むしろ現代のほうがこの面で女性は不自由さを感じさせられているでしょう。

男は、女性のそういった自由な態度に我慢できなかった

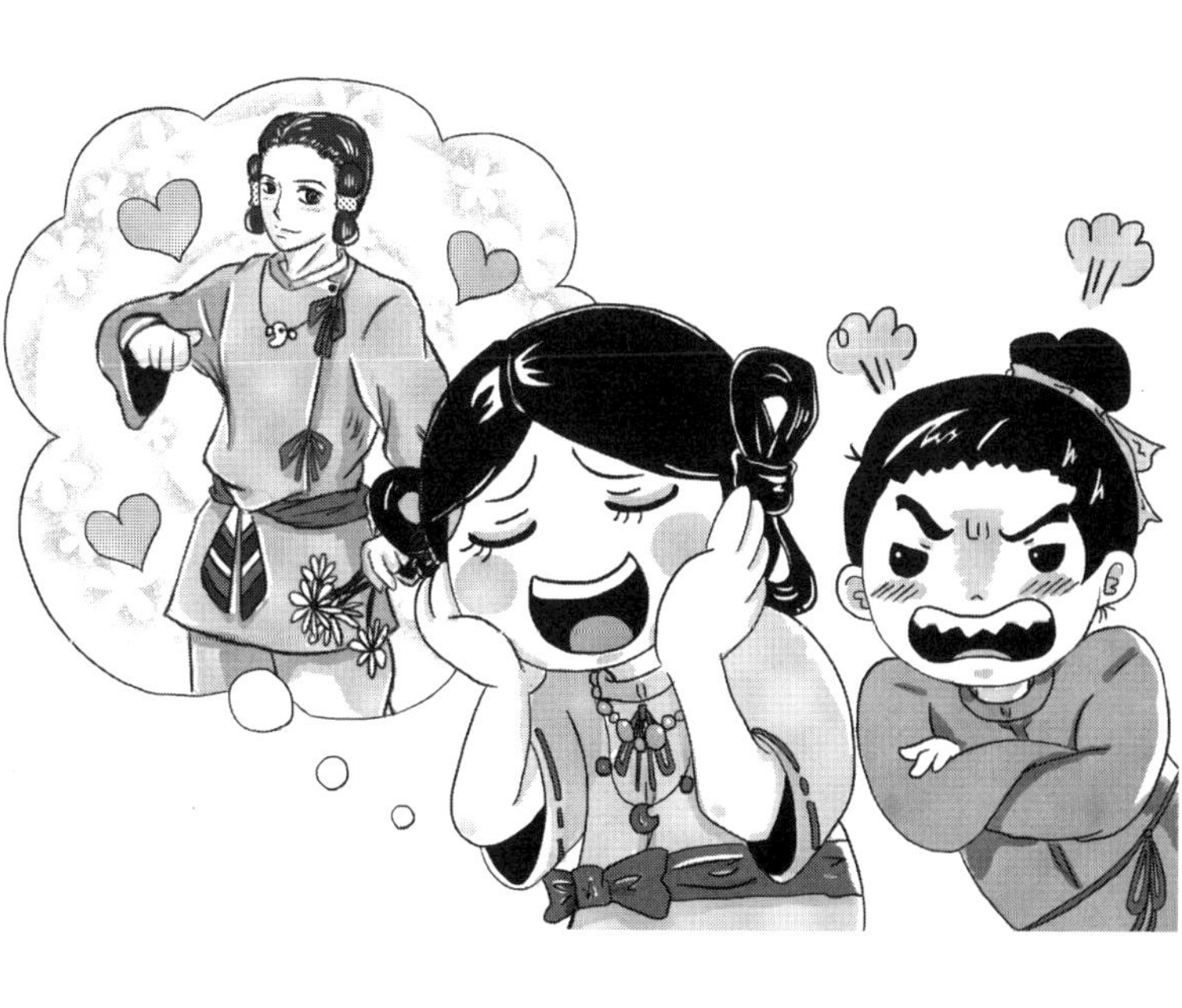

様子もうかがえます。「妻に嫌われた恨みから妻を婢とする夫がいるが、それは許されない」とあります。また、「男が妻の貞操を疑い訴えることをみだりにしてはならない。たとえ、証拠が3つあろうとも、双方が話し合ってから訴えは申し出よ」とも規定されていました。わざわざ規則に入れなければならないほど、夫からの不貞の訴えが多かったことがわかります。それは、とりもなおさず、自由な女性が多かったからにほかなりません。

その後、8世紀の養老律令には、一夫一婦制が規定されており、男が二重婚すると徒（強制労働）1年、相手の女は百たたきの刑にあって別れさせられました。妻が二重婚すれば徒1年半（男より長い！）でした。ただし、立法上は一夫一婦制でしたが、現実には男が妾（妻としての諸権利はない）を囲うのは公に認められていました。

〝ほぼ〟ですが、武士の時代も含めて〝法制度上〟は近世に至るまで男女同権でした。日本は儒教の影響で男尊女卑の社会とされていますが、もともとは男女同権でそれが文化として法制度に残っていたのでしょう。

古代は女性が神聖視された

8世紀の養老律令には、一夫一婦制が規定されていました。欧米人が驚嘆する「財布の紐を握る」という〝強大な権力〟を日本女性が持つのはなぜなのでしょうか。儒教の影響で男尊女卑の社会とされているのに不思議といえば不思議です。「儒教は日本社会の外見を形づくっただけで、人々の文化としては根付かなかった」と司馬遼太郎（作家・評論家、1923〜1996年）は言っていますが、その人々の文化とはどういったものなのでしょうか。

それは神社や土偶に手がかりがみられます。また、日本神話とも関わりがあります。もう見当をつけられた方も多いでしょうが、多くの神社には性器が神あるいは祈りの対象として祀られています。性器が象徴する生殖は豊饒の代名詞です。万葉集や日本書紀に出てくる日本を意味する「蜻蛉嶋《あきづしま》」は「トンボが飛び交う豊かな自然の恵みに満ちた国」を意味します。日本書紀には、神武三十一年（紀元前630年とのことだがもちろん神話の上）に天皇が視察をしているとき、「蜻蛉の臀呫《となめ》（尻をなめる）の如く」トンボのつがいが交尾しながら飛んでいる様子を見て、子孫繁栄を願う言葉を発したことから日本を表すようになったとされます。

子を産むのは女性です。生殖は不思議な畏れ多い聖なる現象であったでしょう。昔の人々が女性を神聖視したのも頷けると思います。

女性は神聖な仕事をしたので権限も大きかった

社《やしろ》で神に仕え祭祀を取り仕切ったのは主に初経前の女性でした。月経が始まって社における神の祭祀を解かれても、出産という聖なる行為が引き続いてあるので、神聖視されることに変わりありません。女性は、家族の中での祭祀者、とくに主婦は台所・火の神を差配する人として神（聖）性は引き継がれていきます。主婦が家の神、神聖な火の神を祀るので、一家の中心的存在となります。

戦国時代という男性が闊歩していた時代にあっても、その男性たちの食糧を集める役は妻が担っていました。武器を買うためのお金の差配も妻がおこなっていました。山内一豊の妻の物語をご存じの読者もいるでしょう。正妻で、家政の一切を取り仕切るのが正妻で、彼女らは「家刀自《いえとじ》」、時代が下ってからは「御台所《みだいどころ》」、と呼ばれ、家事一切の権限を持っていました。財布の紐を握っていたのは、歴史を通じてずっと妻でした。妻がいなければ男たちは戦争もできなかったのです。

「男子厨房に入らず」とは、本来は、中国は戦国時代の「君子は厨房を遠ざく」から来たそうです。しかし、一般には亭主関白を表すように使われていますね。日本文化をみてきたあなたは、日本では「男が厨房に入らなかった」のではなく、「男は厨房に入れてもらえなかった」ことがわかったと思います。

世界中で女性は神聖視されていました。そして日本では「法制度上は近世に至るまで男女ほぼ同じ扱いを受けていた」うえに「財布の紐を握るのは妻という〝強大な権力〟を持っている」のに、どうして女性の地位が下がってしまったのでしょうか。

そこに至るまでに多くの変遷があります。「理解を深めることが生命倫理」と繰り返してきたことは、男女間にも当てはまります。女性の神聖性に焦点を当ててみてみましょう。

神聖な性から隷属する性へ

土偶に見る豊穣と多産への祈り

土偶は粘土を人形《ひとがた》などに焼き上げたもので、日本では縄文時代の遺跡から見つかります。人間の形でも、乳房・腹部・陰部が強調されています。その土偶の特徴から女性の生殖機能、つまり多産（安産）と豊穣を象徴するものであり、祈りや祭祀に用いられたと推測されます。不思議なことに、ほとんどに故意に壊した思われる片足欠損があります。

その理由として、体の悪い部分をわざと壊して治癒を祈ったという「身代わり」説が有力です。同じような意味合いですが、私は安産を祈ったためと思います。今でもそうですが、当時、出産は命にかかわる大事業でした。たぶん、逆児ではなすすべなく、母子ともに死亡した例が多かったでしょう。そこで、「片足から出ないでほしい」という願いを込めて、分娩が始まる前に人形の片方の足を折ったのだと思います。みなさんはどう思われますか？

いずれにしても、発見された土偶はほとんどが女性像です。男性を表す土偶は、数体しか見つかっていません。世界的にも土偶のような人形土器が新石器時代の遺跡から見つかっています。同じく、乳房や下腹部・陰部・臀部を誇張した女性像が多いことから、豊穣と多産を祈る人々の願いは世界共通と考えていいと思います。男には逆立ちしても不可能なことです。意図はどうあれ、古代、女性は神聖であったと言えるでしょう。

〝生殖にかかわる神聖な血〟

生殖という神聖な役割のため世界中で女性は神聖視され、神の祭祀者となっていました。女性が巫女になるのも、生殖能から不可思議な力があると思われたからでしょう。その際に、〝血液〟が注目されたことは容易に考えつくと思います。古代の人々にとって、月々に出現する月経は生殖に結びつく摩訶不思議な現象だったでしょう。月経が止まってから子が生まれます。月経と胎児を結びつけたのも当然です。

日本では、産まれた子の血は母親からと考えられていました。同じ様な発想が世界中の文化にみられます。アラブでは、子の源は血肉の固まりであり、それに神が魂を吹き込むとされます。ヒンズーでは、精液と血液が遭遇して産まれる子に魂が生まれると考えられてきました。ユダヤでは、性交により女の血を男の精液が集合させて胎児にするとされます。精液は、白色臓器、骨、白色結膜になり、母の血は皮膚、肉、血、毛、黒色結膜になる。そして、神が魂、息、美形、視力・聴力、活力、歩行、理解力を与えるそうです。ギリシャでは女が種を提供し精液がそれをジェル状にして胎児を創る、あるいは母の血から胎児の全てができて精液は物質的力を与えるのみとされます。

いずれにしても、血は命につながります。日本語で「ち」とは、不思議な力あるものを指す言葉です。生き物の体内を駆けめぐる「ち」は、不思議な力の最たるものです。「ちから」とは、その「ち」「から」生じるので「ちから」になるわけです。「ち」が二つ並ぶと「ちち」で、女性の「ちから」を示す命を育てる大切な「ちち（乳房）」と「ちち（母乳）」になります（『ひらがなでよめばわかる日本語』、中西進、新潮文庫）。

このように、血は生殖や命につながる大切なものです。初経は生殖に直接に結びつく女性の神聖性の発露であり、日本も含めて世界中で公に祝福されてきました。今でもお祝い事の一つです。月経血は〝神聖な血〟とみなされ、出産の血も他の血と別に扱われて、（神道上も）〝穢れ〟とはみなされませんでした。やがて〝出産の血は穢れ〟という考えも生じてきますが、それはずっと後に男性中心の社会が確立されてからのことです。

〝死にかかわる穢れた血〟

一方で、血が流れ出すと死に至ることは誰にでもわかります。日本でも、血が死に結びつくためなのでしょう、出産の血とは異なり、〝血は穢れ〟とみなされ、忌避されました。この考えで典型的なのは、聖書とタルムード（註7）の世界でしょう。そこでは〝血は病気の主因〟と考えられ、〝血は忌むべきもの〟とされました。キリスト教に輸血を拒否する教団がありますが。失血死を前にしても輸血を拒否する姿勢に〝カルト教団〟というレッテルさえ貼られたりしますが、それには根深い背景があることがわかります。

西洋では聖書時代から最近まで脱血療法、つまり「悪いもの（血）を外に出してしまう治療法」が盛んでした。今でも、その有効性を信じて脱血療法をおこなう人はいます。その背景にユダヤ教がありました。〝失われれば死んでしまう血〟が〝病気の主因〟であるはずな

註7：ユダヤの戒律を示した膨大な書。今でもユダヤ教徒はこれに従わなければならない。

いのですが、理性的でないのが宗教の宗教たるゆえんです(註8)。

悪名高いのが、米国初代大統領のジョージ・ワシントン(1732〜1799年)の脱血死でした。当時、すでに脱血療法に有効性はないとわかっていましたが、ワシントンはまだ信じていたのでしょう。急性熱性疾患で重症になっていたところに多量の血液を抜かれて死んでしまいました。ワシントンの臨終を描いた絵には、妻と友人、医師に加えて、脱血士が描かれています。

〝血は病気の主因〟なので抜くわけですが、それに従事することも〝忌むべきもの〟を扱う忌むべきことです。そのため、医師は指示するだけで脱血を行うのは専門の脱血士がおこないました。彼らの社会的地位は、靴職人やお針子、羊飼いなどと同じでした。脱血療法の陰の部分を象徴するのがこういった脱血士の身分に表れています。

〝隠すこと〟は誤解につながる

このように〝生殖にかかわる神聖な血〟と〝死にかかわる穢れた血〟と、〝血〟は吉性と不吉性の両極端の性状を持っていました。

日本では出産にかかわる血は(神道上も)〝穢れ〟とはみなされませんでした。しかしながら〝神聖な血〟とはいえ、血は見えないようにして扱うことが〝血の不吉性〟を覆い隠すため、つまり〝血の吉性〟あるいは〝血の神性〟を高めるためには最善の策と考えられたのでしょう。月経と出産の血はできるだけ隠されるようになり、出産は住まいと離して特別に

註8：体内の鉄分を減らすことが改善につながる病態では合目的である。少しずつ血液を抜く瀉血は、鉄過剰症(ヘモクロマトーシス)と慢性C型肝炎に健康保険適応となっている。一方、輸血後肝炎やHIVの問題がわかって、「血が病気の原因であり輸血拒否の教えは正しい」と主張される。しかし、血液型の発見は20世紀であり、血液感染という概念も新しい。輸血拒否は血液感染の防止だ、という主張は後付けである。

建てられた産屋でおこなわれるようになります。〝血〟の二重性格については理屈で割り切れないところがあります。理屈でないところに〝神聖性〟があり、宗教につながるのでしょうが。〝血〟を隠そうとしたのは、〝女性は神の祭祀者〟という立場から〝身の潔斎を保つ方法〟とした背景もあったと思われます。ところが、〝物事を隠す〟ことは要らぬ憶測や誤解を生みます。「生命倫理とは理解を深めること」と繰り返し述べてきましたが、まさにそれがここにも適応できます。

〝隠しているのだから、何か悪いことなのだ〟あるいは〝穢れだ〟という考えが知らず知らずのうちに生じて、それが文化となって広まっていきます。こうして〝神の祭祀者という立場からの身の潔斎を保つ方法〟なのに〝身の穢れを隠す方法〟と本来の意味合いが逆手に取られる結果となってしまいました。〝神聖〟であったはずの出産と月経の血も、長年の間に〝穢れ〟であるかのように扱われるようになりました。

宮本常一（民俗学者、1907～1981年）によれば、月経の間、女たちは別の小屋で起居するだけでなく、食事も別にしなければならなかったそうです。それらは月小屋とか娘宿といった地方地方での呼び名があり、不浄小屋などという名称まであるとのことです。出産もこういった月小屋でとりおこなわれるようになり、地域共同体の辺縁に追いやられるようになってしまいました。このように、誤解あるいは理不尽な理由からとはいえ、〝血の穢れ〟という文化・宗教的側面から女性の地位は低くなり始めたとされます（宮本常一、女の民俗誌、岩波文庫）。その過程は、相対的に男性の地位が向上していった過程といえそうです。

呪術が支配した時代には神聖性が唯一の支配力であったでしょうが、人々が神の呪縛から距離を置くようになると身体的な力が威力を発揮するようになります。とくに、人口が増えてくると争いが生じて男性の社会進出がますます進みます。その一方で、男性は「女は神域に入るべからず」とか「土俵に上がるべからず」といった男性優位の信仰・戒律を編み出して、自分たちの支配を維持しようとしてきました。〝女性の神聖性〟を保つために〝血を隠す〟ことが、逆に〝穢れ〟という文化につながったとしました。しかし、それだけなら男性優位社会になっても、女性を隷属させる徹底した男性優位文化には至らなかったと思います。その過程には、〝女性の神聖性〟から中間を越えて〝女性の隷属性〟へと大きく振り子を揺らした信仰上の現象があったはずです。

世界中で生殖（行為）は神事だった

生殖の不思議さから、生殖器が呪力の象徴と信じられたのも理解できます。それが土偶の出現となったのでしょう。同じ理由で、呪力の象徴である生殖器（男女の外性器）を模した石形などが神社のご神体や道祖神として至る所に祀られています。

性行為も神事として扱われてきました。たとえば、茨城県行方郡大和村（現：行方市）御舟神社のナハバナガシという田植え祭りでは、わらで男根と女陰の形を作って吊り下げ、風の吹くままに両者が接合するように立てておく神事があります。秋田には、田植えの後に雇い人の男女に実際に性交をおこなわせるといったことまでありました。生殖器（外性器）または性交を表現して豊作を祈る神事は広く行われていました。

これは日本社会だけの現象ではありません。土偶に類する出土物は世界中に見つかっています。ヒンズー教が信仰されているところに行かれた方は、街のそこかしこに女陰を象った石形の神様が祀ってあるのを見たことでしょう。ちょうど日本にみられる街路に面した小さなお社のような一画です。地面に設置され祀られるそのご神体に、人々は献げものを毎日欠かさないでお参りしています。

映画『ダ・ヴィンチ・コード』や『アイズ・ワイズ・シャット』では、性行為が神事として描かれます。前者では「建築物、文書、秘密儀式に関する記述は、すべて事実に基づいている」と念が入っていること自体が、その背景に多くの議論はあることを示します。いずれにしても西洋社会においても生殖が神聖な行為であったことに相違ありません。

生殖（行為）の二面性

宗教性や神事とはいっても、それらの話題性からみても、生殖（行為）には宗教性と悦楽性という二面性が存在すると思います。その二面性のうち、神聖性については述べてきました。悦楽性については個人的なことであり、深くは述べません。ただ、〝個人的な悦楽〟であっても人を傷つけることは倫理的に許されないことは確認しておきます。

この生殖（行為）の二面性が「〝女性の神聖性〟から中立を越えて〝女性の隷属性〟へと大きく振り子を揺らした信仰上の現象」につながると、私は考えます。長い物語になるので要点のみになりますが、この二面性を象徴する古い詩を紹介します。それはパウロ・コエーリョの『11分間』（旦敬介訳、角川書店）に紹介されている『イシスへの頌歌《しょうか》』です。

私が最初の女であり最後の女であるがゆえに

私は崇められ貶められる
私は売春婦であり聖女である
私は妻であり処女である
私は母であり娘である
私はわが母の腕である
私は石女であり子だくさんである
私は幸せに結婚した女であり独身女である
私は光りの中に産み落とす女であり一度も出産しなかった女である
私は産みの痛みに対する慰めである
私は妻であり夫である
そして私を創ったのはわたしの男
私はわが父の母親である
わが夫の妹である
そして彼は拒絶されたわが息子である
いつでも私を敬うがよい
なぜなら私は恥辱の女であり超える者のない女だからである

『11分間』はある娼婦の物語で、服を脱いでからの本務が11分間というのが書名の由来です。イシスとはエジプト神話に出てくる女神で、後にキリスト教世界にマリア信仰が広がる源、つまりマリア信仰はイシス信仰から引き継がれたとされます。マリア信仰は『ダ・ヴィンチ コード』においてもキーワードの一つです。

〝女性の神聖性〟から〝女性の隷属性〟へつながる宗教

さて、生殖（行為）には、神聖性と悦楽性があることを概観しました。それがどうして〝女性の隷属性〟へつながったのでしょうか。女性の〝神聖な血〟の一種に、〝破瓜《はか》の血〟があります。〝破瓜〟という言葉の語源にはいくつか説があるようですが、〝（女性の）初回性交〟を意味します。〝神聖な血〟が出るので、破瓜を果たすことができたのは神官だけでした。しかし、神官だけで全女性を相手にするのは不可能です。そこで、男根の張り子を用いたり、似せた神器を用いたり、いろいろ工夫されたようです。時代が下ると、その神器にふれたり、側に坐らせるだけといった方法などもとられたようです。

その流れの一環なのでしょう。神聖な行為なので神殿で事を済ませるといった方法もとられました。ヘロドトスの『歴史』（岩波文庫）に、「女は例外なく一度はアフロディテ（ビーナス）神域内で見知らぬ男と性交しなければならない。女は紐を冠のように頭に巻いて座る（紐は女神とのつながりを象徴し、男と交わった後はとる）。男は気に入った女に金を投げる。その金は神聖なもので返されることはなく、女は決して拒むことはない。容姿に恵まれた女はすぐに帰られるが、器量の悪い女は長い間待ち続けなければならない」と描かれています。これは、いわゆる〝神聖な売春（宗教的売淫）〟であり、神殿で売淫する風俗あるいはそれから発祥したとみられる風習はほかの地域にもみられたと記されています。

〝神聖な売春〟とか〝宗教的売淫〟と宗教性を前面に出しても、実態は〝女性の男性への隷属性〟へつながる宗教行事であったことに相違ないと思います。また、その際には世俗性から〝強い者勝ち〟になることも予想できます。中世ヨーロッパになると、領主は結婚式を終えたばかりの花嫁を拉致して一晩だけ自由にできる特権（初夜権）をもっていました。その根底に（あるいは理由付けとして）、前述の宗教性があったといえるでしょう。

〝女性の神聖性〟についてはキリスト教出現以前のことを中心に扱いました。なぜなら、キリスト教が〝女性の隷属性〟を決定的にしたからです。旧約聖書の創世記に、「神が自分の形に似せてアダムを作った」とあるのはご存じですね。「独りでは寂しかろう」と、神はアダムの肋骨を1本引き抜いてイブを作ってあげました。アダムとイブはエデンの園で安寧に暮らしていました。ところが、神が作った生物界至高の美形であるヘビにイブが誘惑されてしまったのです。イブはヘビにそそのかされて智慧の実を食べ、アダムにも食べさせました。それを怒った神は、イブに「おまえには苦しみと悩みがある。おまえは苦しみながら子を生む。おまえは男と対等ではなく、彼に支配される」と宣告しました。

全知全能の絶対服従を強いる神から命令されたのです。従わなければなりません。以来、キリスト教世界ではずっと男性は女性を隷属させてきました。

日本はいつから男性天国になった？

記紀には、男神と女神が互いに誘い合い、話し合いつつ国を作ったとあります。その時点では男尊女卑はありませんでしたが、すぐに儒教的な見方が現れて公の思想になったことがみてとれます。ただ、それは〝支配者のご都合主義〟のみにとどまりました。『源氏物語』は文学として高く評価されますが、そこに描かれた皇室貴族社会は不義密通のオンパレードです。実際の当時の皇室貴族の世界も『源氏物語』どおりでしたし、日本の公が反儒教の塊でした。

司馬遼太郎は「日本社会に儒教は根付かなかった」といいましたが、そのとおりです。少なくともキリスト教世界のような「女性は男性に支配される」という考えは一般的でありませんでした。では、いつから男性天国になったのでしょうか。私は、明治になって「女性は男性に隷属する」という西洋文明にふれてからだと思います。その辺りは男女関係や婚姻についての生命倫理でふれていきます。

第 2 章

出会いからカップル成立まで

——何に惹かれるか

競争を勝ち抜く〝見栄え〟

同性は競争相手

思いつくだけでも、男女が出会う前の準備（同性同士の競争）、相手から候補者と認められるための行動（求愛行動、いわゆるディスプレイ）や性的示唆行動などの出会ったときの対応、出会いから継続的関係性の構築、そして共同（婚姻）生活などがあります。いろいろな生命倫理的な課題がありそうです。

まずは、相手となる異性から候補者と認めてもらうことが始まりです。そのためには、同性同士の競争を勝ち抜く必要があります。

動物界をみれば、多くの種のオスが激しいメス獲得争いをします。ハレム形成型動物がその典型ですし、集団生活をするライオンなどもそうです。ハレムや集団を作らない動物（ペア形成型という）でもメスをめぐるオス同士の争いがあります。また、種類は少ないのですが、メス同士が一匹のオスを争う動物もいます。

「同性は競争相手」に、ヒトも例外ではありません。同性の競争を勝ち抜いた王侯がハレムをもっていたのは洋の東西を問いません。それらの例から明らかなように、ヒト社会のハレム形成はトド社会**（註9）**と同じく「力がものをいう時代のボスに伴う現象」でした。

気に入った一人の女性を得るために「力にものをいわせる」こともありました。『三国志』から題材をとった映画『レッドクリフ』にも、そういう物語があります。魏の曹操は、それぞれすでに呉の孫策と周瑜の妻となっていた大喬と小喬の二喬姉妹（註10）を新築の銅雀台（宮殿）に侍らせたいために呉に侵攻したとされます。

なぜ「同性は競争相手」なのか

この質問に対する生物学的な答は簡単です。雌雄ともにそれぞれ同性の競争に勝ち抜いて、優秀な子孫を残すためです。ただ、卵子は大きいうえに数は少なく、細胞の維持と成長に大量のエネルギーを必要とします。したがって、卵子同士の競争は効率が悪く自然の摂理に合いません。そうなると、数も圧倒的に多い精子を競わせて、最も強い精子一つを受精させることが生物種（卵子）にとって望ましいことになります。

ここまでくると、「なぜ『同性は競争相手』なのか」の答として、リチャード・ドーキンスの『利己的な遺伝子（The Selfish Gene）』（註11）を思い起こされる方もいるでしょう。「遺伝子はそれ自身を増やそうとするプログラム」、そして「生物個体は遺伝子の運搬体」という考えです。生物個体自身にとっては、その行動が犠牲的・利他的であっても、遺伝子にとっては自己の生存に合目的な振る舞いになります。

動物の行動は「利己的な遺伝子」のなせるわざとすれば、「同性は競争相手」にしても「求愛行動」にしても、優秀な遺伝子を残そうとする自然の摂理にかなうことになります。

註9：ハレム形成型動物の典型が海獣のトド。1頭の巨大なオスを中心として多数のメスを伴う群れで生活している。ただ、トドのオスはメスを公平に扱うのに対して、人間社会のハレムでは男が囲い込んだ女の選り好みをするところが異なる。そういった現象をみると、ヒトは真のハレム形成型動物ではないといえる。

註10：姉妹を妻にすることは当時のならい。「喬」とは、すらりとした美女を表す。曹操が侵攻したとき、大喬はすでに未亡人であった。

註11：日高敏隆他の翻訳で紀伊國屋書店から出版。「生物の個体は利己的な遺伝子に操作された機械」とする衝撃的な考えで話題を呼んだ。ダーウィンの自然選択説を遺伝子側からの視点で表したといえる。

動物界と人間界の共通点と相違点

「同性は競争相手」の競争に勝ち残った異性が生殖相手の第一候補となります。この時点では「候補」にすぎず、異性へのディスプレイ（求愛行動）の権利が得られたことになります。次に、相手に満足してもらえるパフォーマンスをしなければなりません。

動物のこのディスプレイも「利己的な遺伝子」の考えがあてはまります。つまり、「遺伝子にとって運搬体は優れているほど都合がいい」ために、異性による品定めが待っていて、それがディスプレイになるわけです。別の見方をすれば、オスは多くのメスに交尾すれば、自分の子孫をいくらでも残すことができます。しかし、メスは増やせる自分の子の数には限りがあります。先に述べた精子と卵子のあり方からみれば、精子側が品定めされる側となり、卵子側が品定めをするほうになります。結局、多くの動物種にみられるように、華やかな外見や振り付けをしながらディスプレイするのはオスで、決定権があるのはメスということになります。

競争を勝ち抜いたり、ディスプレイに満足してメスが受け

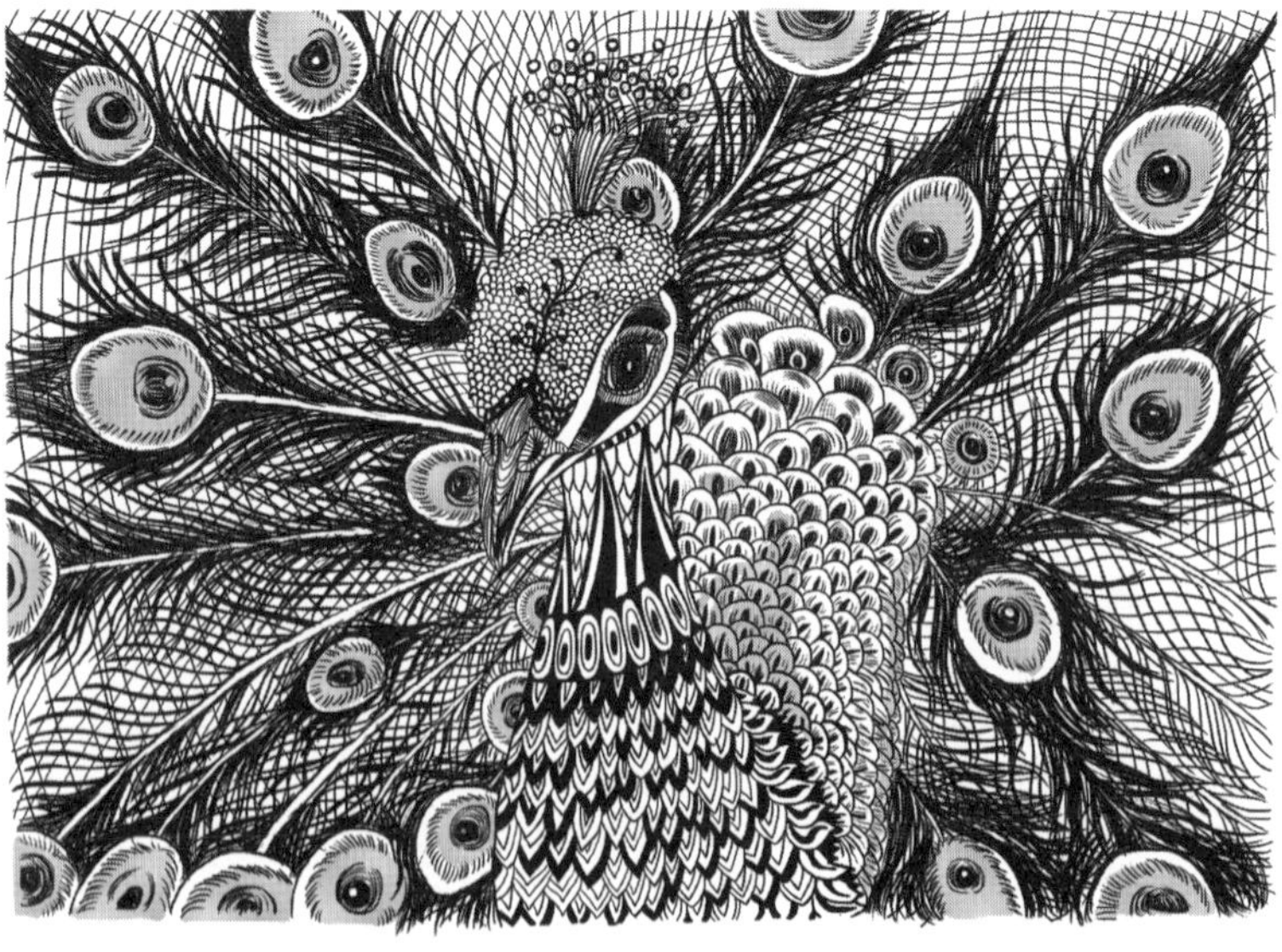

容れれば、めでたくカップル成立となります。メスに性交準備が整うと、性的示唆行動（発情）の合図をオスに送って生殖行動に移ります。

人はハレム形成もペア形成もするとても柔軟性に富んだ動物です。生殖という種にとって重要なところにこれほどの柔軟性があることは、人が生物界の頂点に立つ大きな力になったと考えられます。

また、他の動物と異なり、人には知恵があります。要するに、「本能だけ」あるいは「力がものをいう」だけではなく、社会秩序で課題を解決する仕組みを発展させてきました。このあたりは、男女関係に関しては婚姻制につながる話題で、「多夫多妻制から一夫多妻制、一夫一婦制へという婚姻制の流れ」は雌雄をめぐる争いを減らすための人類の知恵といえるでしょう。

知恵の発露の民法

生殖に関して動物社会と人間社会の違いを端的に表す例が日本の民法にみてとれます。サル社会と比べてみましょう。インドのハヌマンラングールなどのサル社会ではボスザルが交代すると、群れの子はすべて殺されます（**註12**）。「利己的な遺伝子」にとっては当然の話で、新しいボスにとって自分の遺伝子を引き継いでいない以前のボスの子は邪魔になるだけです。一方、日本の民法772条には「妻が婚姻中に懐胎した子は夫の子と推定」と定めています。「利己的な遺伝子」によって生じかねない争いごとをあらかじめ封じ込めている

註12：インドのハヌマンラングールやチンパンジーで確認されているが、すべてのサル社会が該当するわけではない。

のです。これは、〝子の福祉〟という観点からとても重要な規定で、その重要性はサル社会をみれば明らかです。

本書の序章で、「法律は生命倫理を具現化したもの」と述べました。この民法772条は、その典型例です。逆に、DNA親子鑑定などはサル社会への回帰を意味するともいえます。親子関係という子にとって最重要点が疑われるわけですから大問題です。遺伝子医療や生殖補助医療が大きな生命倫理的問題を抱えていることがわかると思います。

人間社会の「同性は競争相手」

ヒトには定型的なディスプレイ（求愛行動）がありません。その一つの理由は、ヒトはもともと多夫多妻制をとる動物であるためと思います。パートナーを獲得すべく行うディスプレイがあるとすれば、他の動物のように定型的なものではなく、それら自体はディスプレイといえないような多様性に富んだものでしょう。あるいは真剣なディスプレイを必要としないのかもしれません。

では、ヒトはどうやって「同性は競争相手」を勝ち抜くための「自分はほかの同性より優れている」という示唆行動を行うのでしょうか。いろいろ考えられるでしょうが、大きくまとめると〝力〟と〝見栄え〟といえそうです。また、〝力〟には〝腕力〟や〝財力〟もあるでしょう。〝知恵〟も力のうちとして、それらがまとまると〝権力〟という力になりそうです。〝見栄え〟は服飾・装飾品や化粧なども含めた外見で、総じて容姿（美容）となるでしょう。いずれにしても、時代によって手段と程度が異なってきます。

社会が安定してくると「同性は競争相手」を目立たせない制度ができてきます。それが親や親類・地域共同体の話し合いによる婚姻、つまり〝お見合い〟ですね。そういった制度は人間社会が創りあげた競争を和らげる仕組みともいえます。ということは、恋愛結婚が多くなった現代は、昔の「同性は競争相手社会に復古した」ともいえます。女子のみならず、男子までもが美容と化粧に殺到するのもわかります。

〝腕力〟のみがものをいう社会は、前項（48頁）でふれたハレム形成型社会です（註13）。ただし、ヒト社会のハレム形成は頂点に立つ支配者にみられた例外的なもので、〝権力〟が作用しています。多くの人にとっては多夫多妻から一夫多妻制社会においても、特定の男女の間は（少なくとも一定期間は）ペア形成型に近い関係性をもっていたようです。

男女関係は社会学的要因と生物学的要因が絡み合って複雑としましたが、ハレム形成型もペア形成型もとりうることがヒトに定型的なディスプレイが存在しない理由の一つと思われます。

註13：メス群の同意がハレム形成に必要な動物もある。そこでは、力だけでないオスのディスプレイが大切になる。また、ハレムのメスには外部の若いオスとの浮気もある。ただ、とあるサル社会では、それがばれるとボスに殺されたりするので命がけである。

同性の競争を〝力〟で勝ち抜く権力者の「利己的な遺伝子」

同性同士の競争には〝力〟は腕力だけでなく、経済力や知恵も機能したでしょう。そして、それぞれの力がどの程度機能したかは、それぞれが所属する社会あるいは階層に依ると考えられます。

権力者の〝（生殖における）力〟を如実に表す物語もあります。（すべての女は自分のものであった）天皇は、自分の妻を家臣に下賜することもありました。天智天皇から采女《うねめ》の中で最も見目麗しい安見児《やすみこ》を下された藤原鎌足は、「吾はもや　安見児得たり　皆人の　得かてにすとふ　安見児得たり　やすみこ得たり（皆が欲しがっていた彼女をもらった、もらった）」と、その手放しの喜びようが万葉集にあります。

江戸時代、側室たちにたくさんの子を生ませた徳川将軍が各藩に子女を下げ渡し、産まれた男子をその藩の主とさせて自分の遺伝子を広めたこともよく知られています。新たに君臨するボスザルは前のボスザルの子を根絶やしにすることを紹介しましたが、ライオンも同じです。それらは「自分の遺伝子を残す」という「利己的な遺伝子」のなせる技です。天皇や将軍の行動も同じですが、サルやライオンよりはるかに効率的で賢いやり方です。

もっとも、お下げ渡しされた側も権力者におもねって繁栄することができたでしょうから、双方の「利己的な遺伝子」に合致したといえます。

権力者以外の「同性は競争相手」

権力にものをいわせることのできない人はどうやって「同性は競争相手」を勝ち抜いたのでしょうか。そこでは、〝力〟以外にも〝見栄

COLUMN

平安時代の実像

華やかな平安時代の裏側を確認しておく必要がある。光源氏のモデルとされる藤原道長（966～1028年）の時代、京には盗賊が跋扈《ばっこ》し、疫病で病人は道端に放置されて死んでいき、犬やカラスが死体を食い散らかしていた。当時の警察官である検非違使《けびいし》の仕事に、賀茂川に投げ込まれた死体をかきながして水の流れをよくすることがあった。

地方は京以上に悲惨で、律令制の社会秩序はすでに崩壊して力のある者が支配する社会であった。彼ら地方のボスたちから金を吸い上げていたのが任官を餌にした道長で、「此の世をば　我世とぞ思ふ　望月の　欠けたることも　なしと思へば」と自分の栄華を詠った。

え〟や〝知恵〟が働いたことは容易に想像できます。そして、それらも「ヒトのディスプレイ（求愛行動）」と見なすことができるでしょう。ヒトにはほかの動物にみられる定型的なディスプレイがないだけに、両性ともに〝見栄え〟や〝知恵〟がディスプレイの役割を果たすわけです。

〝知恵〟が決め手になった例を平安時代にみてみます。両性ともに「優れた歌を創ること」が「同性は競争相手」を勝ち抜いてカップル形成に至った時代でした。在原業平（825～880年）の恋の遍歴をみても、〝恋の世界〟に関しては美男であることに加えて〝歌の力〟がものをいったのは事実でしょう。

当時は通い婚の時代で、多夫多妻も当たり前の社会でした。貞操観念自体が存在しない時代を今の道徳で批判するのは無意味です。ただし、家同士のつながりは重視されていて、男女間に歌のやりとりはあるものの、実際には家柄や権力を考えて婚姻が図られました。時の最高権力者、藤原良房の姪である高子（18歳）は業平の愛人でした。しかし、清和天皇（9歳）に嫁いで皇子を産み、政界をしたたかに渡っていきます。家柄を考えて婚姻を図ったことは『蜻蛉日記』にも描かれています（註14）。実社会で「同性は競争相手」を勝ち抜くのは、やはり詩だけではなかったこと、換言すれば「恋と婚姻は別であった」とわかります。

百花繚乱ともいえる人類の〝見栄え〟競争

「人は中身だよ」とはいえ、〝見栄え〟は大切です。私は海外からの帰国時、ネクタイを締

註14：本邦三美人の一人とされる、藤原道綱の母による。彼女は百人一首にも採用された優れた歌人であった。関白兼家の二番目の妻で、激しい嫉妬にさいなまれる姿が日記に描かれている。

めていて荷物を開けられたことはありません。ラフなスタイルで帰国して「荷物を見せなさい」といわれた回数とを比較すれば、統計的に有意の差が出ること確実です。

地位や身分、資産などもその人の評価に重要な位置を占めます。それら社会的な評価も〝見栄え〟の部類に入りますが、ここは外見的な〝見栄え〟に話題を絞ります。その外見的な〝見栄え〟が社会生活において決定的な役割を演じることは否定できない現実です。

〝見栄え〟の内面には、「目立ちたい」という勝ち抜くための意識があります。他人とは異なる様相で、相手の気を惹こうとするわけです。したがって、〝見栄え〟の範疇には各種スポーツや芸術なども美容・化粧とともに入ります。ヒトに定型的なディスプレイがない分、人類は様々な手法を創出して、異性に対するディスプレイとしてきたのでしょう（この面に関しては両性とも、また同性間も当てはまる）。

それだけ多くの〝見栄え〟が現れた源には、もともと〝見栄え〟は原始的宗教性に関わっていたこと、つまり人の社会生活と密接に関連していたことがあります。その典型は入れ墨で、祈りと呪術を表す一種の宗教行為でした。その伝統は、歌舞伎や多くの神事においてその中心人物を演じる人にはおしろいや紅のほかに入れ墨を示唆するような化粧が行われることに引き継がれています。

「他人より目立ちたい」というのは人の生存に関わる基本的欲求です。茶髪にしてもボディピアスにしても、頭から抑えつけずに、目立ちたい欲求の向かい先を提案することも必要と思います。

医療にも大切な〝見栄え〟

男性の気を惹くため女性が美容に気を配り化粧をするのは、利己的な遺伝子のなせるわざで、かつ生物学的真理から当然のことです。加えて、女性から気に入られたいのは男性も同じです。ただ、「化粧は男の気を惹くためではない。自分のためだ」という女性がたくさんいます。化粧は神への奉仕から出ており、「異性から気に入られたいため」に始まったことではないとされます。神への奉仕という動機が忘れ去られた現在は、「自分のための化粧」という面があるのも当然です。

一方、乳がんからの乳房切除や抗がん剤による脱毛、あるいは傷痕などにおいて、〝見栄え〟に配慮することはその人の個性とか人格、人生の在り方といったことに関係する大切な課題です。とりわけ、自己の喪失を前にした終末期患者や高齢者にとって美容はその人の人格や存在を表現する大切なケアとなります。具体的には、豊胸術の技術には病気で失われた乳房の形成という大きな利益があります。また、抗がん剤による脱毛に対するカツラの利用もあります。さらに、終末を迎えている人の化粧は、単に見栄えをよくする以上に、その人の尊厳を取り戻す意味合いが含まれます。高齢者も同じですが、化粧によってその人のみならず周囲をも明るくする効能があります。在宅療養が広まりを見せている今、従来の訪問理容に加えて、化粧・美容を積極的に採り入れることも大切でしょう。

これらは直接的に医療倫理に関することですが、医療界でそれらが注目されるようになったのは結構最近のことです。

このように〝見栄え〟は医療にも関係する課題であり、医療には直接関係のないところでも人にとって重要なことがあります。

美容形成術の意味合い

見栄えの重要性を美容形成術からみてみます。日本の状況は不明でしたので、米国の美容形成術で多い順にしわ取りと豊胸術を考えてみます。

しわ取りで大流行しているのがボツリヌス毒素（註15）を利用したしわ取り注射です。眉間や目尻のしわ部分にボツリヌス毒素を注射し、表情筋を麻痺させて伸ばし、しわをなくします。１９９０年代前半に始まり、あっという間に広がりました。製造元、ボトックスの２０１０年３月のホームページ（http://www.botoxcosmetic.com/home.aspx）によると、全米で１１００万人がその恩恵を受けているとのことです。今や、〝ボトックス〟は英語でしわ取りを意味する普通名詞になっています。

日本でも、個人輸入で行われていました。そして２００９年、美容目的の「眉間のしわ取り」に厚生労働省が認可しました（註16）。効果は1回の注射で4～6か月間持続しますが、それを維持するには継続注射が必要となるのでかなり高額となります。

ただ、効果は抜群のようです。米国での研究によれば、被験者に「しわ取り顔写真」と「しわ取り前の顔写真」を見比べさせると、「しわ取り顔写真」のほうで魅力が増し、はつらつさを感じ、デートに誘いたくなるという結果が出ました（Dermatol Surg 2008;34 Suppl 1:S40）。ただし、「学術系や職業系で成功しそうか」という問いに「しわ取り顔」は無関係でした。「学術や職業は顔じゃないよ」という結果と思えて、妙に納得させられます。しかし、しわ取りは「同性は競争相手」を勝ち抜くために重要ということがよくわかります。

註15：ボツリヌス菌が産出する細菌毒素で、食中毒の原因となる。1グラムで１００万人以上を殺傷できる強力な毒素で、細菌兵器として使われる。けいれん止めの医療目的で使用され深部注射も行われるが、医原性ボツリヌス症を引き起こし死亡することもある。

註16：２００９年、自費によるアンチエイジング治療として、および65歳未満の眉間の表情じわ取りに、２０１６年5月には65歳未満の目尻の表情じわへの治療が適応となった。

ちなみに、米国人の調査では女性が好む男性の顔つきはいろいろですが、男性が好む女性の顔つきは同一になるそうです。そのため、どうしても美容形成術は女性に多くなります。一方、男性の美容形成術も増えていると指摘されます。正確な調査結果を見つけられませんでしたが、過度に外見を気にする男性が増えているのかもしれません。

化粧と医学医療

化粧の医学で真っ先に思いつくのは、過去の話とはいえ白粉《おしろい》の鉛毒です。はじめは白色化粧に米粉を使っていました。鉛を原料とする真っ白い白粉（鉛白）は、中国からの輸入品で使用は限定されていました。それが、持統天皇の頃から国産の鉛白が出回りはじめます。その白さゆえに、権力者を中心に白粉がはやりました。

鉛の主な害反応である貧血のために白粉使用者は青白くなります。より美人に見えることになりますが、結果として「美人薄命」に力を発揮したでしょう。平安時代の高貴な女性は40歳をすぎると髪を下ろして出家したのは、鉛白毒のため皮膚が老化して見る影もなくなったからとされます。かの小野小町も例外ではありませんでした。この鉛白粉は、１９３４年（昭和９）に製造が禁止されるまで使われ、また口紅や頬紅に使う紅の原料も昔は鉱物性色素もありましたから化粧は健康の敵でした。

驚愕のお歯黒

鉱物と化粧でふれなければならないものに、既婚女性の象徴だったお歯黒があります。鉄イオンを利用して染色したので、その臭い、味などは吐き気を催して普通はとても耐えられません。

お歯黒は魏志倭人伝に記載があり、古来、中央アジアから伝わった化粧とされます。当初は女性だけでしたが、11世紀末、白河法皇に習って性風俗が紊乱《びんらん》した頃から男性にも白粉とともにお歯黒もはやりだしました。当時、男子（稚児と呼ばれた）をセックスの対象とする文化が貴族や武士の間に習慣としてあったことが、男子にも化粧を広めることになった理由とされます。性的指向（嗜好）とは異なる〝性的志向〟の男色文化です。かの義経も預けられた寺で白粉とお歯黒をさせられ、坊主の男色相手にされていたと『義経記』にあります。

明治維新の時、アーネスト・サトウ（通訳や駐日公使を務めた英国の外交官、1843～1929年）やタウンゼント・ハリス（米国の外交官、1804～1878年）などは、女性のお歯黒と眉そり、化粧の濃さに一様にショックを受け、「醜悪」と評価しています。評判の悪さから明治元年（1878年）と同3年に「歯ヲ染メ眉ヲ掃」ことを禁止する法令が発布され、とくに明治6年に皇后（後の昭憲皇太后）が止めたことが契機となり、お歯黒と眉そりは徐々に都市部から消えていきました。消えたはずの眉そりが現代の日本女性でしばしばみられますが、欧米風の大きな目にあこがれて目を強調するためには眉は細いほうが引き立つということのようです。眉の化粧だけをみても時代の流行があります。

化粧の原風景：神との交歓

畏れ多い神の前では素顔を隠す必要があり、化粧はそのために顔を白くする神事でした。神に仕えるのは主に女性でしたので、化粧も女性が中心となりました。ときに出番のある男性は、女装（巫女を装う）

をして獅子舞などの神事をし、あるいは神輿を担ぐ男衆も白粉などを付けて化粧しました。歌舞伎の化粧は、その伝統を引き継いでいるとされます。

厳かな化粧としては、この世からの旅立ちの死化粧があります。患者の最期の姿の良否は、残される家族にとって悲嘆の過ごしやすさも含めて生の質に大きく影響します。古より西洋にはエンバーミングという遺体保存術があります。顔のメイクは、その最も重要なところです。日本ではエンゼル・メイクという名で、死別時の看護の重要な取り組みとして広まりつつあります。家族も参加して行うエンゼル・メイクは、大きな安らぎを彼らに及ぼします。

『化粧する脳』（茂木健一郎）によれば、女性が鏡に向かうときは脳が喜んでいます。毎日続けることは強化学習になって、ますます喜びが増し、癖になり、女性を前向きにさせ、他者との交流を促進し、対人関係を活性化させるそうです。

においの力

におい、とは

次の課題は「連れ合いを選ぶ」過程についてです。それには、「なぜ、その人を好きになるのか」などが課題になります。婚姻と生命の誕生につながる大切な点です。その話題の導入として、美容・化粧につながる「におい」を選びました。

空気中や水中に放出されたにおい物質を感知するのが嗅覚です。この感覚器は鋭敏で、極微量の分子という物質を検知して脳に伝え、脳は膨大な記憶の中から特定のにおい物質を同定します。あまりにも鋭敏すぎて、他人にはわからない（におわない）のに「自分にはにおいがある」と気にしてしまう自臭症という難儀な心身症もあるくらいです。

においが医療において重要な例として褥瘡の臭気があります。においは本能的な感覚なので、ケアに臭気を理由にしてはいけないといっても、嫌悪の念が生じるのは避けられません。本人にとっても不快なだけでなく自己のイメージを損なうので臭気対策は重要です。嫌な臭気の発生元は嫌気性菌なので、それを抑え込んで臭気の発生を防止します。なお、褥創の予防と治療法はかつてとは大きく異なっていますので、最新の情報を参照することが求められます。

自臭症も褥創も対人関係の妨げになることからわかるとおり、においは人間関係に大切です。好ましいにおいであれば近づきたくなりますし、その逆は避けたくなるのもやむを得ません。いずれにしても、においは体臭も含めて多くが微生物による分解産物が元になります。微生物は環境に大きな変化がなければ安定しています。したがって、人でもペットでもそれぞれ特有のにおいになります。

ちなみに〝香り〟もにおいですが、こちらはハーブや香木などを用いて芳しいにおいを出す〝香る〟からの表現です。においには〝匂い〟と〝臭い〟があります。これは英語も同じで、両者を別けています。一般に、歓迎されるにおいを〝匂い〟、歓迎されないほうを〝臭い〟と表しますが、実際は〝歓迎される臭い〟もあって生物界は複雑です。これから、あまり漢字表記にこだわらず〝臭い〟で話を進めます。

臭いの力はすごいです。たとえば、鮭が生まれた川に帰ることができるのは、その川の臭いを覚えているからとされます。また、海獣（海に暮らす哺乳類）がたくさんの群れの中から自分の子を間違うことなく同定できるのは臭いゆえです。海鳥に至っては、何万、何十万羽というコロニーの中からパートナーと子鳥、子にとっては親鳥、を臭いで識別します。そんなことができる理由は、自然の臭いには膨大な種類の臭い分子が含まれているからです。それらの量的・質的組み合わせは無限なので、無限の異なる臭いが作られます。そこから鋭敏な嗅覚機構が特定の臭いを認識します。

人間関係に重要としましたが、人においても臭いを介して海獣や鳥と同様に親子の識別に関与していると考えられます。このように、臭いは個体間の結びつきに大きな要因として働きます。その個体間のつながりに関して興味ある現象が報告されています。

遺伝子操作で脳内ホルモンのオキシトシンを作ることができないようにした（ノックアウトという）マ

ウスは、一般的な学習・記憶能力は正常であるものの、臭いを記憶できません。哺乳動物の個体間の愛着行動からつがい形成、生殖・子育て行動を司るのがオキシトシンです。したがって、哺乳動物はつがい形成にも子孫を残すことにもオキシトシンがないと不利です。臭いの力を考えると、関係を築くことができないことと臭いを感知することの間には関わりありと考えるのが自然でしょう。

臭いによる拒絶反応とＭＨＣ

このタイトルは「嫌な臭いなので拒絶する」意味なのですが、まずは臓器移植の際の拒絶反応にふれなければなりません。自己由来ではない組織が体に入ると、拒絶反応を起こすことはご存じですね。拒絶反応を引き起こすのが免疫で、他人の組織を外来物と認識して排除するわけです。その機構を司る遺伝子領域を主要組織適合遺伝子複合体（major histocompatibility complex：ＭＨＣ）と言います。ＨＬＡ（human leukocyte antigen）、つまりヒト白血球抗原とも言います。ここでは、ヒト以外の動物も扱いますので、ＭＨＣを使っていきます。

このＭＨＣは、臓器移植の際の拒絶反応だけではなく、細菌やウイルスなどの病原体を排除する免疫にも関与する非常に重要な働きをしています。それが相手を受け容れたり拒絶したりする要因の臭いを作る機構も制御しているのです。ＭＨＣ由来の臭い物質となるのがフェロモン（**註17**）です。

註17：生物が体内で生成し体内で作用する物質をホルモンというのに対して、フェロモンは体外に放出されて作用する生理活性物質で、いくつかの作用のうち雌雄を互いに引き寄せる作用が有名。

マウスを例に挙げますと、尿中フェロモンの臭いを検知して、その個体が近親か否かを識別します。その機構は、種の保存のためにあります。遺伝子の多様性を維持して種の繁栄に結びつけるには、近親間の繁殖は避けなければなりません。その近親性を検知するのがＭＨＣ由来のフェロモンというわけです。いわば、ＭＨＣは異性に対する拒絶反応も司っているのです。個体の拒絶反応も臓器拒絶反応と同じ遺伝子機構に依る、いわば〝嫌な相手は病原体と見なす〟という合理的な機構で、生物の不思議を感じます。

植物を例に、遺伝の多様性を維持する機構を確認しましょう。植物界には、自家受粉では結実しない、あるいは結実しにくい果樹が結構あります。同系を避けて多様な集団の中から受粉先を選択するという異型交配と呼ばれる形式です。同系を避ける程度は様々ですが、典型例が自家結実しない植物になるわけです。１本では結実しなくて２本植えれば実をならすという現象には、植物も近親婚を避けて遺伝子の多様性を促進し種の保存につなげるという理由があったのです。

異性関係への臭いの影響

異型交配の動物の例としてマウスを挙げましたが、人においても同じようなことが報告されています。女性はＭＨＣが近接している男性から発生する臭いを嫌い、ＭＨＣが離れている男性の臭いは好ましいと感じます。その女性が保有する父方のＭＨＣが決定因子のようです。物語には、幼なじみの男がせっせと女に貢いでいるのに、女は遠くから来た別の男に心を奪われるというのがよくあります。女は身近なＭＨＣの近接した男を生殖の相手として認めないのです。

このように、異性の臭いは不思議な作用を示します。何日間か着続けたシャツに着く腋臭由来の臭いから、人は着ていた男女の違いを識別できます。男性の腋臭の抽出物は、女性の脳の視床下部腹内側核に作用して女性ホルモンの分泌動態を調節し、女性の月経周期を整える効果があります。この女性の男性臭気を検知する知覚は、男性が男性臭気を検知する能力の1000倍ほどと鋭敏です。そして、その能力は月経周期と関連し、排卵前期と排卵期で最も高くなります。

一方で、黄体期（排卵から月経終期まで）よりも月経中期のほうが男女ともに相手をより魅力的に感じるという研究結果があります。その要因に臭いがあり、月経中期のほうが黄体期より好まれるからです。たぶん、月経中期から男女が惹かれあったほうが妊娠する可能性が高いという生物の本能が成せるわざのように思います。このように、臭いは男女関係に重要です。

ちなみに、女性の臭い検知能力が男性より高いのは、種の保存に都合がいいからでしょう。避妊ピルを服用していると、男性臭気を検知する能力は消えてしまいます。この能力は月経周期に依存するので当然でしょうが、妊娠する可能性を避けたいなら臭気検知能力はもはや無用です。

他方、人間は「顔で決める！」という意見もあるでしょうね。

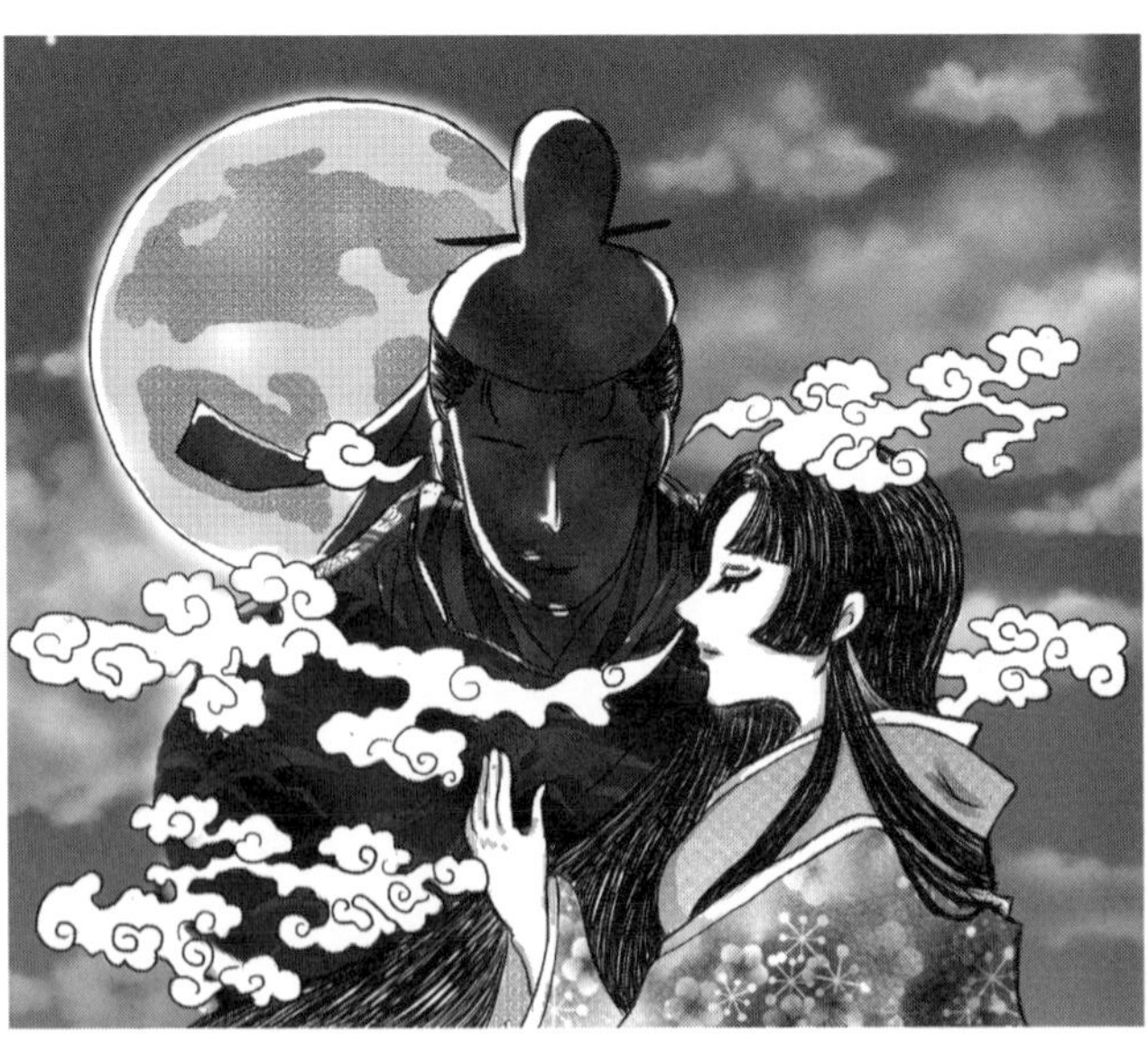

実は、それにもＭＨＣが関連します。こちらは、ＭＨＣで同系統の顔を選択する傾向にあるとされます。一致した見解にはなっていないようですが、身近な相手を好ましいと考えるのは自然の理にかなっています。とくに、幼い頃は、そのことは重要です。成長してからの選択には、たぶん、「臭いで決める（異なるＭＨＣの相手）」と「顔で決める（同類のＭＨＣの相手）」という要因が微妙な平衡をとるのでしょう。

ＭＨＣは著しく多様性に富んでいるので、拒絶される確率はそんなに高いわけではありません。自分に感知能力のない男性側としては、まずは女性に挑むことから始まります。そこでは、生物として決定権は女性側にあることを忘れてはいけません。

香りの物語

『パヒューム　ある人殺しの物語り』という18世紀のフランスを舞台とした映画があります。主人公は超人的な嗅覚を持ち、はるか遠くから体臭を嗅ぎわけられます。ある時、彼はすばらしい匂いを放つ少女に出合います。至福の時を得ましたが、誤って少女を殺してしまいます。彼は香りを求めて調香師に弟子入りし、禁断の手法でついに心を惑わす香水を作ります。最後は、臭いに惹かれ生まれた場所に戻り、物語の総集のような空想的結末を迎えます。

映画は、「体臭がないのは、この世に生きた証がないのと同じだ」とか、「（彼が作った香水は）人類の愛を呼び起こす比類のない力だ」と言わせています。実際、欧米人は体臭を大切にします。香水が発達したのは体臭を隠すためではなく、香水と体臭を混ぜて自分の匂いを作るためだそうです。

日本も臭いを重視する文化だった

日本でも男女関係に臭いが重視されたことは、源氏物語に薫君や匂宮が登場するのでわかります。薫君には仏の身にあるとされる芳しい匂いが生まれつき備わっていました。匂宮は対抗して薫物《たきもの》を用い香りを身に着けます。二人は「匂ふ兵部卿、薫る中将」と呼ばれ、世の女性の歓心を集めます。

また『今昔物語』には、平定文《たいらのさだふん》の「本院の侍従に仮借せる語」があります。彼は三十六歌仙の一人で、〝色好み〟**(註18)**として知られていました。本院の大臣家に侍従の君という名の機知に富んだ若い女房（女官）がいました。定文は恋をして、通い続けて、とうとう床を一緒にします。彼女を抱いてまさぐると、頭から肩は細くしなやかで、髪は冷たく、彼はうれしさのあまり震えました。ところが、「忘れてた。鍵をかけて来なければ」と、彼女は下着のまま立っていって戻ってきません。定文の臭いが気に入らなかったのかと、余計な想像をしてしまいます。定文は、腕に抱くところまでいったのに、想いを遂げられず恋心に狂ってしまいます。

彼は何とか想いを断ち切ろうと、「屎尿《しにょう》なら皆と同じ（で臭《くさ》い）と納得できて忘れられる」と、女童《めのわらわ》が持ち運んでいた彼女の便器を奪い取りました。ところが、蓋を開けると、「すばらしい丁子の香りがして、心も惑わされて、箱の内をのぞきこめば、薄い色の香りのある水が半ば入っていて、親指ほどの大きさの黄色の黒ずんだ長さ6、7cmほどの三切れが入っていた」のでした。彼は、木の端で突き刺して鼻に当てて嗅いだところ、この世のものとは思えない

註18：女とみれば言い寄る男のこと。平安貴族には、他にしきたりを守ることと権力争いしかすることがなかった。

香ばしい黒方《くろぼう》（沈香、丁子、白檀などでつくった香）の香りがしました。それらを飲んで食べても香ばしいこと限りありません。定文、病気になってとうとう死んでしまいました。

物語は「侍従はこの世の女ではない」としています。天女だったのか、あるいは機転の利いた天女のような人だったのかはわかりません。臭いに関して好悪両面を取り入れた秀逸な物語です。

臭いは社会に大切

こんなにも異性関係に臭いが大切ということから商業化も自然の流れです。古より、香水はもちろん、食事など人間生活における臭いの利用には枚挙にいとまがありません。また、最近では科学の成果から、男性を惹きつけるためのフェロモン入り口紅もあります。ちなみに、人間にとってその人固有の匂い（体臭）も香水の匂い（外来物質）も男女関係に与える影響は同じという研究結果もあります。

もちろん、臭いも好きずきです。もともと、臭い物質は多いと嫌な臭いとして感じ、少ないと好ましい匂いとして感じます。しかし、排泄物まで無臭化を図る国民性には驚きです。「無臭化が善」といった文化は、人間関係に大切な臭いまで消し去ることを意味します。臭いのない社会は人間関係を無味乾燥に導きます。生態系重視、自然との共生を図ることが大切と思います。

顔つきと体形にみる美醜

相手を選ぶ要因の「顔」

臓器の拒絶反応と生殖相手の拒絶反応は、同じ遺伝子群ＭＨＣ（major histocompatibility complex）が司っていることは前項（64頁～）に紹介しました。ＭＨＣは臭いだけでなく、「顔で決める」にも関与していましたね。これから、その顔つきについて考えてみます。例のごとく神話と歴史から始まります。いずれも主として男性の視点から描かれるのが常ですのでご容赦ください。なお、女性からの視点もあまり変わらないことは、在原業平や光源氏の物語からも類推できます。

さて、醜女と美女は、早くも天孫降臨物語に現れます。日本国支配の命を受け、天照大神の孫に当たる天津彦火瓊瓊杵尊《あまつひこほのににぎのみこと》は日向の高千穂の峯に降り立ちました。宮殿を建てて休んでいるとき、一人の美人《をとめ》を見初めます。名を問うたところ（当時の習慣で求婚を意味する）、神吾田鹿葦津姫《かむあたかしつひめ》またの名を木花開耶姫《このはなさくやひめ》と答えました。姫が「父の許しがいる」というので、天孫は大山祇神《おおやまつみのかみ》に会います。大山祇神は姉の磐長姫《いわながひめ》と妹の木花開耶姫を妻として差し出しました。しかし、天孫は姉を醜いと思し召して遠ざけ、見目麗しい木花開耶姫だけを妻とします。姉は呪って、「自分も妻にしたなら子を長生きさせたのに、そうしなかったので子は短命にしてやる」と唾を吐きました。

天孫の物語で、磐長姫の〝いわなが〟は岩の命の長さを表し、木花開耶姫の〝木花開耶〟は花の短い生涯を表します。当時、首長には人々の長運を図る役目がありました。天孫は醜女と結婚することが神婚、つまり神命だったのです。しかし、天孫といえども男、美貌にうつつを抜かし、自分の役目を忘れ、神に背くという重大な違反を犯したのです。

美形とは？

〝美人〟の定義は何でしょう。容姿端麗などという言葉もありますが、全体を容姿と表し、それには美容や化粧、身体的様相（顔や体つき、髪など）、さらには装飾品などが該当します。妖艶・妖麗となると、女性の神聖性から不思議な力を感じさせる美しさとなります。いずれにせよ、誤解を恐れず定義すれば、「美とは平均的かつ調和がとれていること」だと思います。加えて、好みは人それぞれでしょうから、何を記しても許されそうです。それに、美人の定義も時代によって異なります。

歴史的には、クレオパトラが有名ですね。先頃、クレオパトラの妹アルシノエとされる骨格が見つかり、再現したところ細身の女性であったそうです。一方、中国も六朝時代（222～589年）までは法隆寺の百済観音のようにやせているほうが美人とされていました。時代が下って唐の時代（618～907年）、楊貴妃を見ると太目が美人の条件になっていました。正倉院御物の「鳥毛立女屏風」に描かれた女性の様子がそうですね。このように、美人の定義も変遷します。

和服では、胸とお尻が出ないのが日本美人とされた文化は、推測ですが、女性が家に閉じこめられた江戸時代以降ではないかと思います。江戸時代の美人は「頬はふっくら、富士額、色あくまで白く、眉は遠山の霞の上にぼっとかすむ弓張月、目はぱっちりと切れ長で、鼻筋通って、おちょぼ唇《ぐち》、髪は烏の濡れ羽色」と描かれます。立ち居振る舞いも含めた花のたとえにも、グラマーを示唆する表現はありませんし、胸とお尻は評価対象外でした。

「美男美女とはどういった顔つきか」について、欧米では多くの研究があります。たとえば、顔部分の長さや幅、彫りの深さなどを計り平均的な顔を設定すると、多くの人が「美人」と判定します。つまり、人は平均的な顔立ちを美しいと感じるのです。平均的なら「整った顔立ち」になるでしょうから、なるほどと思われるでしょう。

ただ、「美人に魅力を感じない」という話も聞きます。「平均的」ということは「代わり映えしない」ということだからでしょうか。平均はあくまで平均で、平均的でないところに魅力を感じるのが個人の好みなのでしょう。結局、「美しい」より「惹かれる」ほうが重要という当たり前の所に落ち着くようです。チャーム・ポイントという、この場に最適の言葉もあります。つまり、「平均」に加えて、チャーム・ポイントを含めた「全体的な調和」が大切なのでしょう。そうすると、次に「調和とは?」が問われます。

彫りの深さを見た研究があります。彫りの深さを眼・口とその他の部分との輝きの違いとして検討すると、彫りの深さは女性のほうが男性に比して目立つ傾向にあります。彫りの深さが深くなるほど女性的顔立ちに、浅くなるほど男性的顔立ちと感じるのです。それぞれが異性を見るとき、男性は女性的顔立ち、女性は男性的顔立ちの相手を魅力的と感じます。

また、好みは年齢によって異なります。幼児期には横長の顔つきが子どもからも大人からも好まれます。成長するにつれて、縦長の顔つきが好まれるようになります。そのような変化がみられるのが10代で、彼らの間では横長でおでこが出て彫りのあまり深くない顔つきが好まれます。年齢が上がると、縦長で彫りが深くあごも目立つような顔つきが好まれる変化が併行して起こります。このあたりから、誰もが好む顔つきの貢献度が減じて、個人的な好みが出てくるようです。

好まれる身体的特徴は？

やはり欧米の研究ですが、身体的特徴では「調和のとれた身体」が好まれます。全体的に見ると、女性は「筋肉質で、自分より背が高く、逆三角形の広い肩幅を有し、引き締まった腰の男性」を好み、男性は「若々しい、自分より背が低く、豊かな胸と唇、ウエスト／ヒップ比の小さい女性」を好む傾向にあります。

胸に関しては、ギリシャ彫刻やルネサンス時代の絵画を思い浮かべれば一目瞭然でしょう。豊満な身体が好まれます。ちなみに、乳房が露わなのは画家が勝手にそう描いたのではありません。古代ギリシャやローマ時代の彫刻は、女神や女性が乳房を見せて腰から下をドレスで隠しています。下半身を隠すことが貞淑を表し、乳房はその対象外でした。ルネサンス時代もヨーロッパの上流社会では女性が胸を見せるのは当たり前でした。客をもてなしたり、友人を訪ねたりするとき、また舞踏会でダンスをするときも乳房をほぼ完全に見せていました。

ルネサンス時代、胸を露わにした、あるいは裸体の女性が男性に取り囲まれている絵画がいくつも描かれました。ヨーロッパの上流社会では酒盛りが頻繁に行われ、男性陣の前には裸体の女性が供せられました。神話を題材にした絵画も含めて、画家は当時の風俗の様子を忠実に描いていたのです。

ウエストとヒップの比

ここで、身体的特徴のウエスト／ヒップ比は健康度指標として腹囲測定よりあてになるとされますので詳しく見てみます。

多くの研究をまとめると、男性で0・9、女性で0・85を超えるといわゆる生活習慣病とされる疾患が増えるようです。果物に例えると、「リンゴ型」は不健康で、「洋梨型」が健康的となるようです。「洋梨型」は、日本では「安産型」といったほうが通じるかもしれません。出産のためのエネルギーが十分に蓄えられていることを示し、豊穣的で生まれた子も心身ともに健康になるそうです。そして、健康的とされるウエスト／ヒップ比と魅力的と感じるウエスト／ヒップ比は近似しています。人間は意識しなくとも、豊穣を念頭に置く本能から「洋梨型」に魅力を覚えるのでしょう。

数字で表すと、男性が魅力的と感じる女性のウエスト／ヒップ比は0・7、女性が魅力的と感じる男性の比は0・9ほどです。マリリン・モンローやソフィア・ローレンなどのウエスト／ヒップ比は0・6だそうです。好まれ方には文化の違いも大きく、肥満に魅力を覚える発展途上国では0・8から0・9くらいになります。ちなみに、ミロのビーナスは0・75、ミケランジェロのダビデ像は0・83ほどです。

コルセットには、男性が女性のヒップ・サイズよりウエスト・サイズにとらわれる傾向にあることが関連しそうです。ご存じの方も多いでしょうけど、欧米では女性のウエストをコルセットで締め上げていました。18世紀からの大流行で、当時、締め上げすぎて病気になった人や失神する人も続出しました。私が病理学を学んだとき、「コルセット肝」という横方向の締め付けによって生じた肝臓の縦ヒダの存在を知り、欧米の女性は大変だと同情しました。それくらい「細いウエスト」に人々が惹きつけられ、ウエスト／ヒップ比をさらに小さくするためにヒップに膨らみを着けるパッドも用いられたようです。

日本人の特徴

これまで示した傾向は先述したように、英文論文に拠ります。日本語論文も検索したのですが、見つけられませんでした。データを示しての研究は欧米中心ですので、どうしても欧米人が対象になってしまいます。したがって、日本に関しては主観的な印象からです。

江戸時代に大量に印刷された美人画を見ると、髪型から男女の区別ができるだけで、顔つきに男女の区別は全くありません。歌舞伎においては、役者の顔の彫りは浅いほうが女形で美人にみえるとされます。彫りが深いと男だとはっきりしてしまうそうです。つまり、欧米人（72頁）と日本人では、顔の彫りに関する好みは逆です。

惹きつけられて虜になる

「特定の相手を選ぶこと」について、「同性は競争相手」や「見栄え」、さらには臭いなどの要因についてみてきました。男女とも身体的に魅力的な異性に惹かれ、引き続いて男性は魅力的な女性に対して片寄った評価をして取り憑かれたような状態に至ります。一方、女性は魅力的な男性に惹かれますが、必ずしもその男性に対する片寄った評価につながりません。男性にとって魅力的な女性は強く記憶されるけれども、魅力的な男性に関する女性の記憶は色あせていきます。ややこしいですが、要は女性のほうが男性の身体的特徴より地位や財産といった現実的側面に目を向けるということのようです。

換言すれば、顔つき・体形などは女性への評価に重要ですが、男性に対する評価ではあまり重要でないとなります。つまり、身体的特徴において女性の男性に対する好みは様々で、女性が男性を奪い合う競争度は、男性が女性を奪い合う競争度より低いことになります。それだけ、女性間で同性同士の競争が重要になって、化粧や美容も大切な手段となります。

異性を好きになるには様々な要因があることがわかります。単なる美醜にあまり意味はないという当たり前の結論になりました。魅力に関して付け加えれば、年齢が上になるほど人は微笑みを重視するそうです。微笑みは大脳の新皮質で司られますので、後天性の要素が強いことになります。個人の生育史が人間関係にとても重要であることが再確認されます。

さて、「惹きつけられる」ことから次は「カップル成立」が課題となります。なお、この項の情報元に、佐伯順子著、『「愛」と「性」の文化史』（角川書店）があります。また、折にふれて23頁の注釈に示した参考書に加えてウィキペディアとPost SG ed., Encyclopedia of Bioethics 3rd ed.（Macmillan Reference USA 発行）を用いていることを付記します。

性愛と宗教

愛とは

お気に入りの相手を選んだ両性は、魅惑され惹かれ合って取り憑かれたような状態になります。「この人でなければ！」と、相手の虜になるわけです。その恋愛状態での取り憑かれる程度は男女で異なるようですが、カップル成立です。

ただ、カップル形成過程やその後の進展は、文化的な習俗や宗教、儀礼、社会制度など様々な要因に影響されます。そこに多夫多妻性というヒトの本能が加わり、カップルは長続きしたり別れが早かったりと多彩です。

「愛」は大きい課題で、全容を記すことなどとても不可能です。生命倫理との関連では、ダリル・メイサー氏が『Bioethics is Love of Life（生命倫理とは命を愛すること）』に、愛に関する古今の宗教者や哲学者、思想家の考えを紹介しています（日本語版：http://www.eubios.info/BLLJ.htm）。

その本を一読すると、こと愛に関しては、古代を除けば西洋の思想家にとって扱いにくい題材であったことがわかります。その理由は、カソリック教会が性のエロス面を全否定し、生殖目的だけの性交しか認めないからです。今でもカソリック教会はコンドーム装着を禁止しています（**註19**）。そのためか、西洋では道徳や倫理にまつわる人類愛や同胞愛といったキリスト教の慈愛を語ることで、愛を語る代替されてきたようです。

性愛に対する宗教の戒律

ユダヤ・クリスチャン文明の「汝、姦淫するなかれ」は、性愛に関する有名な戒律です。西洋では、カソリック教会によってエロスが否定され、そのタブーを冒すと厳しい罰則が待っていました。フランス革命までは、同性愛者は火あぶりにされたそうです。今でも同性愛は違法という国があります。しかし、幾度となく繰り返されるキリスト教聖職者の同性愛や小児性愛といったスキャンダルは、性愛に関する戒律は守ることが難しいことを示します。聖職者の妻帯禁止の戒律も緩んでいますし、それも時代という波の洗礼ゆえと思われます。

東洋文明をみると、儒教で最も重視される書物が四書五経と総称される経書です。そのうちの詩経に掲載されている歌は、元は舞踊に伴う歌謡であったとされ、歌詞をそのまま読めば、古代中国の人々の自由奔放な性愛を含む喜怒哀楽が表現されているとわかります（白川静、詩経　中国の古代歌謡）。宋の思想家の言葉を借りれば、詩経は「淫奔者の本」です。ところが、聖人孔子の編纂によることから儒教の経典に組み入れられ、歌には元になった史実があり、歌詞はそれらの隠喩で五常五倫の儒教の教え（後述）を語るとされました。つまり、儒教によって古代中国の人々の喜怒哀楽や性愛の描写はなかったことにされたのです。詩経が教訓話に変異させられたことも、ある意味で宗教戒律が影響を及ぼした結果と見なせます。

註19：２０１０年11月、ベネディクト法王がエイズ感染予防など「特定の場合において」コンドームの使用を容認。あるいは２０１６年、フランシスコ法王はジカ熱感染予防という「特定の場合において」の避妊は容認、など例外はある。

一方、仏教にも修行や解脱に性欲は邪魔になるという「不淫戒」があり、出家者には妻帯が認められません。ただ、長い歴史の中にはオルガスムを神聖視する教義があったりして、仏教と性愛の関連は多様です。その傾向は仏教伝来最果ての地、日本に著明で、出家者の妻帯を公に認める宗派も存在します（註20）。いずれにしても、庶民を規制する戒律は、仏教ではキリスト教や儒教ほど強くなかったと言えます。

新約聖書成立以前の愛について

イスラエルの民も含めて、新約聖書（カソリック教会）成立以前の人々は性愛におおらかでした。たとえば、タルムード（註21）には、媚薬としてマンドレイク（註22）やミルク、チーズ、ワイン、裸体鑑賞が挙げられ、「ミルクを飲んで、シエラはヤヘルと1晩に7回性交した」という大胆な記事もあります。なお、逆の効果を及ぼすものは、塩、飢餓、涙泣、地面の上に寝ること、ハス、季節外れのキュウリ、下半身からの瀉血だそうです。

ポンペイの壁画には春画が描かれていますし、ギリシャ・ローマ文明は裸体を芸術として表現しました。それらは、四世紀末にクリスチャンによって徹底的に破壊されました。唯一残ったマルクス・アウレリウス騎馬像は、キリスト教を公認したコンスタンチヌス皇帝の像と間違われたからだそうです（塩野七生、ローマ人の物語）。今日のイスラム原理主義者による文化財破壊と同じで、廃仏毀釈といい文化大革命といい、理性のない人々の行いは古今東西同じです。

註20：１８７２年（明治５）４月25日の太政官布告１３３号「自今、僧侶肉食妻帯蓄髪等可為勝手事」が契機となり、僧侶も妻帯できるようになった。浄土真宗では古くは親鸞をはじめとして妻帯していた僧侶も存在する。現在も多くの宗派は妻帯を「容認」はしているが「公に認める（公認）」ではない。

註21：ユダヤの戒律を記した古文書。ユダヤ教徒は、今でもそれに従っている。出典は、Rosner F. Medicine in the Bible & the Talumud。

註22：ナス科マンドラゴラ属の「愛のリンゴ」または「悪魔のリンゴ」などと呼ばれる人の形の根を有する植物で、『ハリー・ポッター と秘密の部屋』で大きく扱われた。

言葉のうえで「to make love」つまり「愛を作る」は〝性交する〟ですし、日本では生まれた子を「愛の結晶」と表現します。このように、どの文化も人の基本的な感情は、性愛と結びついています。メイサー氏は、「誰しもが認めるところだが――どう呼ぶにしろ――ほとんどの人にとって性的愛情は人生の諸相において最も想い出深く、興味深いものではないだろうか。アガペーではなく、こういった愛情、エロスこそ文学が取り上げたがる内容であり……(Bayley)」、「社会の栄光の一つは、自然が雌を作り出したのに対し、女を作り出したこと、また自然がただ種を永続させることだけを目的としたのに対し、願望の連続性を生み出したこと、つまりは愛を生み出したことである(アイルランドの作家、ジョージ・ムーア)」と紹介しています。

いずれにしても、西洋で新約聖書が登場するまでは、性愛は人間の自然な活動とされており、同性愛も自然な姿とされていました。

色艶のある万葉集と古事記

詩経の影響を受けたとされる万葉集と古事記も自由奔放です。万葉集の栄えある第1番は、雄略天皇によるガール・ハントの歌です(コラム)。

古事記から仁徳天皇の話を取り上げましょう(三浦祐之、口語訳)。仁徳天皇が皇子のとき、父の応神天皇が妻に招いた髪長姫《かみながひめ》を迎えに行って、自分のものにしてしまいました。そのとき、仕方なく彼女を息子に譲った応神天皇は、「(前略)色づいたつぼみのごと　美しく輝くおとめよ　ああ　刺せれば　いかにうれしかろう」、「水のあふれる　依網(よさみ)の池の　堤を守る杭打ちが　杭を刺したをつゆ知らず　池のヌナハを手繰り寄せ　手を伸ばしたをつゆ知らず　わが心こそ　なんと愚かな　逃がした今は悔しさつのる」と悔しがりました。前歌の「刺す」は「性交する」で、後歌の「水」は「愛液」を意味するとわかれば、現代語にするのも憚れるポルノ歌とわかります。

万葉集や古事記は、とてもおおらかです。「ウタマロ」というポルノ画の存在からわかるように、江戸時代までは日本も性愛におおらかでした。

宗教的な愛

宗教的な愛について少しふれ、宗教的戒律の日本文化への影響と確執などから倫理的課題を考えてみます。

まずは、儒教とキリスト教における愛の姿を簡潔にみておきます。儒教は、「五常（仁、義、礼、智、信）という徳性を拡充することで五倫（父子、君臣、夫婦、長幼、朋友）関係を維持することを教える」とされます（ウィキペディア）。五常で最も尊いのが「仁」で、五倫に共通する「愛」を加え「仁愛」で「情け深い心で人を思いやること。いつくしむこと」となります。

キリスト教の「愛」については、聖人の言葉を紹介します（Yeung J. Medicine in the Bible）。「全ての徳は愛に収斂する。そして、全てを完全に一体化する（Colossians 3:14）」「愛は悪の多くを覆い尽くすので、互いを

COLUMN

万　葉　集（0001番）

こもよ　みこも持ち　ふくしもよ　みぶくし持ち
このおかに　菜摘ます児　家聞かな　名のらさね
そらみつ　やまとの国は　おしなべて　われこそおれ
しきなべて　われこそませ　われこそは　のらめ　家をも名をも

（綺麗な籠、高貴な籠を持っているお嬢ちゃん。この丘で春菜を摘んでるお嬢ちゃんは、どこの子？　この国は、全部、私のものだよ。私が全部を支配してる。あなたはどこの子？　名と家を教えて）

深く愛せ（Peter 4:8）」「愛を知らない者は神を知らない。なぜなら、神は愛であるから（John 4:8）」。他にもたくさんありますが、いずれも性愛ではなく、いわゆる慈愛についての言説です。

このように、キリスト教も儒教も人間愛または隣人愛として愛を扱っています。他方、仏陀は自然な性愛を認めていたとされます。しかし、仏教は後に、愛欲を排斥したり、性愛を神聖視したり、共感の姿勢で優しく言葉をかけるのを「愛語」と表現したり、愛の扱いは複雑です。

性愛文化と宗教戒律

戦国時代、渡来した宣教師は一夫多妻制を禁じました。そのため、ポルトガル人の支援獲得に必死の有馬晴信は、キリシタンになるために泣く泣く側室を解雇しました。秀吉は「大勢の妻を持つことを許してくれたら、キリシタンになってよい」と言ったそうです。

さらに、宣教師は男色と稚児愛に手こずったようです。当時、稚児を性愛の対象とすることが領主や富裕層、仏僧には当たり前でした。ザビエルは大内義隆との会見を「大内は諸国の国主に勝り、浪費と放埒な邪欲に浸っていた。彼もまたあの自然に反する破廉恥な罪悪（注：稚児愛のこと）にひどく溺れていた。そのため面と向かって非難して彼を怒らせた」と記しました。

西洋でもキリスト教が広まる前は、男色・稚児愛が盛んでした（註23）。ヘレニズム世界では、

註23：21世紀に入って、キリスト教の聖職者による児童への性的虐待事件が次々と明るみに出ている。

稚児愛は男性の資質・能力が宿ると考えられた精液を肛門性交で移行させる教育手段であったとされます（市川茂孝．母権と父権の文化史　母神信仰から代理母まで）。

宗教の性愛に対する厳しい戒律は、規制の難しい性愛のあり方を矯正して秩序を保ち、教団や教えを維持するために機能したと思われます。その点、武士階級を除いて儒教が根付かなかった日本が明治維新まで性愛に比較的自由であったことは示唆的です。

愛の6様式

婚姻の話題に入る前に、二人の結びつきに関する社会学的な愛の姿、表現型などをみておきます。

愛情様式を浮かび上がらせる考えに、ジョン・リーの「愛の6様式（愛の6色）」があります。その6様式とは、「ロマンチックな情熱的なエロス」と「ゲームやスポーツ感覚で競い合うルーデゥス」、「友情から深まったストーリェ」という「愛の基本3色」に加えて、ルーデゥスとストーリェ混色の「実利を求めるプラグマ」、エロスとルーデゥス混色の「偏執的、依存的なマニア」、エロスとストーリェ混色の「自己を犠牲にするアガペ」という「愛の3混合色」です。

テキサス工科大学のクライデ・ヘンドリックとスーザン・ヘンドリックは、その考えを社会学的調査に応用しました。それぞれの様式に7項目、計42項目の質問をして、その人の愛の姿を現し出します。より的確とされる簡潔版を**表1（次頁）**に示します。説明書きを参考に、あまり時間をかけずに第1印象で答えてください。あなたの愛はどの様式ですか？　パートナーにも答えてもらいましょう。

あなたの愛情様式はどれでしたか

欧米の調査では、現に愛し合っている人がいると、通常、「愛の基本３色」の最高点はエロスです。次々とパートナーを取り替える人は、男女ともルードゥスになります。ストーリェは愛情と友情を結びつける永続する種類の愛情です。ここで、男性はルードゥスに、女性はストーリェになる傾向にあります。前項（75頁）に男女の取り憑かれ方の違いを「男性は魅力的な女性に対して片寄った評価をして取り憑かれたような状態に至る。女性は魅力的な男性に惹かれるが、必ずしもその男性に対する片寄った評価につながらない」としましたが、それを愛の様式から示しています。「愛の基本３色」の中では、エロスが最も多く、次いでストーリェ

26) 良き親になれるか否かは、パートナーを選ぶ際に大切な要因である。

27) 私の仕事を十分に考えてくれるか否かがパートナーを選ぶ際の根拠になる。

28) パートナーと深入りする前に、私たちの子に遺伝的な問題が生じないかを確認する。

5．マニア

32) パートナーが私に関心を寄せないと、私は気分が悪くなる。

33) パートナーと恋に陥って以来、他のことに集中できなくなった。

34) パートナーが他の人と一緒にいるか疑うと落ち着けない。

35) 私はパートナーに一時でも無視されると、気を引くために馬鹿なことをする。

6．アガペ

37) パートナーを苦しめるより、むしろ私自身を苦しめたい。

38) 私の幸福よりパートナーの幸福を優先しなければ、私は幸せになれない。

39) パートナーの希望をかなえるために、私自身の希望は喜んで犠牲にする。

42) パートナーのためには、私は全てを我慢する。

※片カッコ数字は原版の番号。答は質問ごとに、「全くあてはまらない：０点」「あまりあてはまらない：１点」「どちらでもない：２点」「かなりあてはまる：３点」「全くそのとおり：４点」の５段階選択肢から１つ選んで記入する。そして、それぞれの様式ごとに点数を総計する。最高点と次点がその人の愛情様式になる。

となり、ルードゥスが最も少ないようです。

「愛の3混合色」では、プラグマが最高点の人は理性的で、しばしば付き合いを始める前から望ましい関係性を描いています。マニアは若い人たちの間に多く、不確定で先が読めない関係です。アガペは後三者の中では最も多いとされます。ただ、最近は純粋のアガペ（与えるのみで見返りを求めない）は少なく、小さな子と親の間に見られるだけともされます。これらのうちプラグマが最も少なく（女性には比較的多いが）、マニア様式がそれらの中間です。

同じ様式同士の関係は長続きする傾向にあり、男女はしばしば同じ様式のパートナーを探すとされ、かつパート

表1：あなたの愛情様式は？

1．エロス

2) パートナーと私は、肉体的に最高に燃え上がる関係にある。

4) パートナーと私は互いに結ばれる定めにあったと思う。

6) パートナーと私は互いを真に理解し合う。

7) パートナーは私の理想とする身体的美しさを持つ。

2．ルードゥス

9) パートナーが私をよく知らなくても、そのことでパートナーは傷つかないと信じる。

10) パートナーから見つからないよう、私は時々愛人を隠さなければならなかった。

12) 私が別の人としていることを一部でも知ったら、パートナーは動転するだろう。

14) 私は、パートナーや多くの人と“恋愛ゲーム”をして楽しむ。

3．ストーリェ

18) 長い友情から培われたので、私たちの愛は最高の愛である。

19) 長い間かけて友情が徐々に愛に一体化していった。

20) 私たちの愛は、不思議な神秘的感情ではなく、とても深い友情である。

21) 私たちの愛は友情から発展したので、最も満足できる愛の関係である。

4．プラグマ

25) パートナーを選んだ主な根拠は、私の家族を十分に考えてくれるからである。

ナーがいるなら同じ様式が望ましいようです。もし、それぞれの小計で12点未満なら関係を見直したほうがいいようですが、あなたとパートナーの結果はどうでしたか？

恋愛と結婚は別？

日本は、「恋愛と結婚は別」ということから、プラグマが多いと推測されます。しかし、多くの調査結果は、国や民族に関わりなく、若い人たちは結婚に愛情を重視することを示しています。たとえば、ある調査結果では「条件が整えば、愛がなくても結婚できるか？」の問いに、「はい」と答えたのは米国で11％、日本は18％でした（Stability and change in relationsh ips, Cambridge University Press, 2002）。

アンケートの答は質問の仕方に左右されます。ここで回答者が「恋愛は必ずしも結婚につながらない」と解釈すれば、「恋愛と結婚は別」に「イエス」と答えるのは当然です。個人間の愛に文化や宗教による差異はなく、その二人の愛情がそのまま通用する個人主義的社会か、宗教や家族・共同体の思惑が優先される集団主義的社会かといった要因が、恋愛から結婚に至る文化の発現様式になるのでしょう。

恋愛形式の「愛の6様式」以外の理論では、ステルンベルグが「愛は親密性、情熱、確信性という3要素で理解される」という〝愛の三角理論〟を提唱しました。いわば、前記の6様式は、これら3要素の重みの違いによって現れるといった理論です。親密性はある意味普遍的な要素で、情熱が恋愛関係に、確信性は親子関係で高いとされます。そして、ステルンベルグは、恋愛関係を長い目でみると、初期では情熱的要素が強く、関係が続くにつれて確信性の要素が強くなるとしました。

そのことは、社会学的な調査結果からも支持されます。恋愛関係に関する27の研究をまとめたメタアナリシスによると（Rev Gen Psychol 2009;13:59）、より情熱的な恋愛ほど短期的にも長期的にも満足していました。恋愛感情が長続きしないわけではなく、連れ合い／友情関係に進展して維持されるのです。

日本人の愛の姿について

日本人における愛の姿に関する研究もたくさんあります。しかし、論理性がなかったり、調査方法が不備であったり、結果が意味不明であったりして、「愛の6様式」以上の概念は見あたりません。ただ、それら不十分な研究も、「愛の6様式」が日本人にそのまま適応できることを示唆しています。恋愛に文化や民族の差異はなく、ヒトに普遍的な情動の一つと考えていいと思われます。

婚姻という社会契約に至る過程には、お国柄が現れます。たとえば、米国では法定上の結婚には結婚許可証が必要となります。そのためにカップルは結婚契約書を交わすことになります。結婚契約書の存在を知った日本のカップルも作成しはじめているようですが、社会的背景が異なるのでどう発展するのか、婚姻には生命倫理的課題が多そうです。

情愛を制御するのは難しい

二人の愛情がそのまま通用するのか、恋愛から結婚に至る文化について課題を考えてみましょう。

情愛は激情に通じることがあります。欧米のデータですが、催奇形性薬剤の服用者には二重の避妊法が求められるのに、それが守られないことが多いのです。愛の行為を始めたら、止めることができない機構が脳にあることがその理由の一つです。

つまり、動物は気分が高まりオキシトシンが分泌されると、数時間、危険な行為を避けることができなくなってしまいます（Proc Natl Acad Sci USA 2007;104:16681）。類する状況は、映画やドラマなどで数限りなく描かれています。それは劇的という理由だけでなく、ヒトの性を忠実に描いているのです。浮気した後に謝るくらいなら、しなければよさそうなものです。しかし、ヒトの脳は発情すると、危険を避けようとする閾値《いきち》が一時的に下がって、危険な行為をやってしまいます。

第 3 章

婚姻

――ひかれあう生命

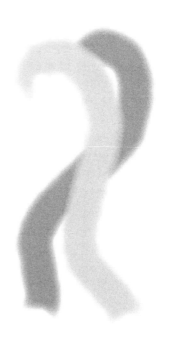

恋愛から結婚へ

男女はなぜ惹かれ合うのか

次に、婚姻の話題の前座として、なぜ両性が求め合い結びつくのか、今までの生物学・脳科学以外の思想面について紹介します。

「男女はなぜ惹かれあうのか」は、多くの哲学者や思想家を悩ましてきました。生物学・脳科学については惹かれあう現象面をみただけで、「男女はなぜ惹かれあうのか」の答になっていません。とは言っても、ここで答は出せませんので、どんなことが語られてきたのかを東西の文化から紹介します。

まずは、日本の神話からです。創世記に登場するカップルの4組目が伊弉諾《いざなぎ》と伊弉冉《いざなみ》でした。彼らは、互いの身体を見て凹凸があることに気づき、出っ張ったところで足りないところを埋めあいました。ちなみに、その「埋めあい方」を教えてくれたのは、鳥の交尾であったと記されています。とてもユーモアにあふれる神話です。

日本神話には中国の陰陽思想の影響がみられます。本場の中国では、「半人前ずつの男女が夫婦となってはじめて一人前になるというのは、天地陰陽のあり方になぞらえたものである」と、葛洪（284〜363年）が記した『抱朴子』にあります（中国古典文学大系、平凡社）。彼はまた、「人は陰陽の交わりを欠かしてはならぬ」として、「人倫は夫婦に始まる」と述べています。

古代ギリシャの哲学者、プラトンの考えも神話からです。人間はもともと両性具を持っていました。傲慢になった人間が神々の天上界に攻め上ろうとしたとき、天界の主、ゼウスが怒って人間の身体を二つに割ってしまいました。それ以来、人間は自分の半身を求め合わせようと熱望するようになったとされます。

有史前の婚姻の姿

人類の文明はメソポタミアに始まり、東西に伝わりました。したがって、類似の習慣が東西文明にみられます。婚姻に関しても同様で、ヒトは多夫多妻の哺乳類であることを反映して、社会に夫婦制度が出現するまで雑婚であったとされます。

ヘロドトスが経験した神殿における聖買春はすでに紹介しました（43頁）。彼は、オリエントでは以前から広く行われていたと記しましたが、バファオーフェン（スイスの文化人類学者、1815〜1887年）によれば「原始時代の男女関係は乱婚であった。女性は秩序或る婚姻を求めた。それが達成されて一夫一婦性が成立した。しかし、一夫一婦制は自然の摂理に背き、神に対する冒涜行為である。神殿買春は、一夫一婦制を選んだ女性が神への贖罪として行ったものである。はじめは既婚女性が毎年神殿で買春していた。時代の経過と共に、一生に一回となり、さらに未婚女性だけに限られるようになった」とされます（市川茂孝．母権と父権の文化史．農山漁村文化協会）。

ヘロドトスの『歴史』には、彼が直接経験した以外の伝聞も記されています。その一つの周辺民族の多夫多妻制の描写では、「マッサゲタイ人は一人ずつ妻を娶るが、男たちは妻を共同で使用する。男がある女に欲望を抱くと、その女の住む場所の前に自分のえびら（註：矢を入れる武具）を懸け、なに憚ることなくその女と交わる」とあります。妻から見ても多夫であり、ちょうど、多夫多妻制から一夫一婦制への移行期の状態といえるでしょう。

日本も多夫多妻制であった

日本も有史以前は多夫多妻制であったことを象徴する物語が記紀にあります。高天原から地上の世界を支配するために、天照大神《あまてらすおおみかみ》の孫（天孫）の天津彦火瓊瓊杵尊《あまつひこほのににぎのみこと》が高千穂に降り立ちました。そこで美しい木花開耶姫《このはなさくやひめ》を見初めて妻にします。木花開耶姫は一晩で妊娠しました。それを天孫に報告したところ、「一晩で妊娠するはずない。地元の男の種だろう」と言い放たれました。

また、雄略天皇は采女の童女君《をみなぎみ》を見初めて一夜を過ごしました。童女君も一晩で妊娠し、女の子を産みました。しかし、雄略天皇は「別の男の種だ」と、自分の子と認めませんでした（後に大臣から促されて自子と認めた）。

天孫や暴虐な雄略天皇といえども、自分たちの妻には別に男がいて当たり前だったのです。神様や大王（天皇）でさえそうなのですから、当時の社会は多夫多妻であったことに間違いないでしょう。

時代が下って記紀が記された頃は、雑婚社会でなくなっていました。万葉集には、重婚罪で左遷される中臣宅守《なかおみのやかもり》と残される狹野茅上娘子《さぬのちかみをとめ》の贈答歌が63首もあります。また、大化の改新（６４６年）の男女《をのこめのこ》の法《のり》には、再婚に関する規定があります。８世紀の養老律令は一夫一婦制を規定していました。

民法に「婚姻中に受胎した子は夫の子と〝推定〟する」とあるように、今でも社会は多夫多妻をある程度前提としています。一方で、ＤＮＡ上の父母の存在が人生に欠かせないという主張があります。婚姻から出生にかけて生命倫理的課題は多そうです。

婚姻の定義について

次に、婚姻に関する様々な課題を扱います。まずは婚姻の定義と起源についてみます。

日本国憲法第24条に、「婚姻は、両性の合意のみに基いて成立し、夫婦が同等の権利を有することを基本として、相互の協力により、維持されなければならない」と規定されます。広辞苑によると、婚姻とは「夫婦間の継続的な性的結合を基礎とした社会的経済的結合で、その間に生まれた子が嫡出子として認められる関係」です。

婚姻の定義は、これら二つの紹介でいいでしょう。条文には「両性の合意」とか「嫡出子」とか、今では議論になることが含まれます。つまり、婚姻には、その大元から生命倫理的課題が存在することがわかります。

また、「結婚」という言葉も広く使われます。「婚姻関係を結ぶ」ことで、結婚が一般的になったのは明治以降のようです。「配偶」も婚姻に関係する言葉で、それぞれの連れ合いが「配偶者」となります。

芸能ニュースでは、よく「入籍」という言葉が使われます。入籍は明治時代に創始された家制度の名残りで、既に戸籍を有する人の戸籍に入ることです。今は婚姻によって新しい戸籍が作られるので、新婚の場合に入籍はありません。婚外子差別をなくす法改正への抵抗は、いまだ家制度が日本に悪影響を及ぼしている一例です（註24）。

婚姻の起源について

次に、婚姻の起源について原始的ヒトのカップル形成からみてみます。二足歩行が骨盤を変化させ、脳の発達から頭蓋骨が大きくなり、ヒトは難産になりました。そのため胎児が小さいうちに出産するようになり、メスは長く子育てに関わるようになりました。その間、オスの庇護を受ける必要があります。また、群れを作ることも外敵から子を守るために有利です。

ここに、ヘレン・E・フィッシャー（1945年生れ）の『結婚の起源　女と男の関係の人類学』（どうぶつ社）に描かれた原始的雌雄の進化に関する仮説を紹介します。オスの庇護をより強固にするには、群れの中でオスの関心を引く必要があります。そのためには、いつでもオスの関心を引ける、つまりメスに発情期はないほうが有利です。こういったメスはオスの持続的な関心を呼び、群れの中でも守られやすくなり、ほかのメスよりたくさんの肉がもらえました。これが進化の過程で発情期を失ったメスが選択され増えていった理由としました。そして、雌雄間に、より長い絆を結ぶ傾向が選択されていって、婚姻という形になったということです。

ちなみに、ヒトと異なりメスに発情期がある他の霊長類は、メスは子育ての間は交尾しないので、他のオスは既にいる子を殺してメスに新たな子を作る気にさせようとし、遺伝的父親のオスはライバルのオスから自分の子を守るために近くに留まる必要があって一夫一婦制になったとされます（Proceed Natl Acad Sci、doi:10.1073/pnas.1307903110）。

註24：２０１３年12月５日、民法改正により婚外子の相続が嫡出子と同等になったが、戸籍法はいまだ改正されていない。

動物界は遺伝子からみると、カップルが一夫一婦制、あるいは一夫多妻制、多夫多妻制になるかは、雌雄関係を司る神経ペプチド（脳内ホルモン）の働きによって規定されます。鳥類などと異なり、霊長類の場合は特定の雌雄が生涯にわたり固定した関係を築くわけではありません。フィッシャーは「ヒトの雌雄関係は永続するものでもなく、一夫一婦制である必要もない」と述べています。

こういったヒトと他の霊長類の雌雄関係の特徴や異同を考え合わせると、結局、ヒトの婚姻は特殊な起源を有するわけでなく、生物界にみられる遺伝子に規定されたカップル形成が人間の社会現象として「婚姻」という形式になったものでしょう。

婚外子差別規定は違憲

２０１３年9月、最高裁は「婚外子の相続差別規定は違憲」と決定しました。婚外子（非嫡出子：法的婚姻関係にない男女から生まれた子）の遺産相続分を結婚した夫婦の子の半分とした民法規定について、大法廷が同月４日判事全員一致で、法の下の平等を保障した憲法14条に違反し、違憲・無効とする判断を示したのです。

この件について、１９９５年の大法廷は合憲としました。今回、「婚外子の出生数が増え、家族形態も多様化し、国民の意識も変化した」と、前の合憲判決を覆す言い訳をしました。そして、欧米に格差規定はなく、国連や人権団体からの再三にわたる是正勧告も踏まえ、子に選択の余地がないことを理由に不利益を及ぼすことは許されないとしました。

一方、妻側は「遺産だけ持っていくのは正義に反する」「家族制度を壊す」と、婚外子差別規定の正当性を主張しました。しかし、婚外子差別規定の賛否について生命倫理的に議論する余地はありません。なぜなら、生命倫理の原則上「個人の尊厳」が「正義」や「文化の多様性」よりも優先されるからです。

最高裁判決を受けた民法改正には、保守系議員の反発がありました。彼ら保守層は「伝統的な家族観」を背景に、「一夫一婦制や法律婚主義を危うくする」と主張します。しかし、その〝伝統〟は明治以降に創作された国家神道に基づく天皇を頂点とする家父長制度のことで、日本古来の伝統ではありません。

同性婚について

次は同性婚の課題です。婚姻は両性から成り立つという規則は、特に一神教世界で厳しく、同性愛は重犯罪です。イスラム原理主義の国々では同性愛者は死刑に処せられ、家族や周囲の人に「名誉のため」殺されます。かつてはキリスト教国でも同性愛者は死刑にされました。

確かに、同性愛者は遺伝的な子孫を残すことはできません。しかし、社会的な保護者になることは可能です。したがって、「同性愛者にも婚姻を認めよ」という主張には、宗教を離れた世俗的考えに基づけば、人間の尊厳とプライバシー理念から論理的・倫理的に正当性があります。実際、米国の多くの州で同性婚が認められていました。しかし、「結婚は男女間に限る」とした連邦「結婚防衛法」に基づき、税制や社会保障などで差別がありました。それに対して、2013年6月26日、米国連邦最高裁は「自由や財産権を保障する合衆国憲法に照らして違憲」と判断し、「同性婚者にも異性婚者と平等の権利を保障する」と判定したのです。

ただ、米国はキリスト教国家ですから、人々は同性愛に対して保守的です。たとえば、カリフォルニア州は２００８年の住民投票で州憲法を改正し、それまで許されていた同性婚を禁じました。今回、連邦最高裁が同性婚自体への判断を避けたのも、宗教の教えを否定できないためでしょう。これから州法改正が求められますが(註25)、法改正だけでは人々の意識は変わりません。同性婚への差別がなくなるには長い時間が必要と思われます。

日本は憲法が絡んでいるので、同性婚を認めるには米国以上に複雑で長い時間が必要と思われます。

註25：違憲判決後の２０１３年６月28日、同州の連邦高裁は、州内で同性婚を禁止していた法律を無効としました。

制度化される婚姻

婚姻の制度化は、雌雄をめぐる争いを減らすための人類の知恵でしょう。そこでは宗教が秩序作りに大きな役割を果たし、西洋はキリスト教に基づいて婚姻が制度化されています。

日本は、『魏志倭人伝』に「上層階級は四、五人、下層階級は二、三人の妻を持つ」とあります。隋書には「(天皇の)後宮六、七百人」と記されています(采女を含むと考えられる)。天皇の妻には「妃二人、夫人三人、嬪《ひん》四人」がいました。平安時代、「妃」は「皇后」および皇后と同格の「中宮」、「夫人」が「女御」、「嬪」が「更衣」と呼ばれたのは『源氏物語』でおなじみです。関白クラスで10人前後の通い婚の相手がいました。

養老令(７５７年)は、婚姻に「男15歳、女13歳に達していること」が必要で、重婚には「妻があって、さらに娶れば、徒《ず》(強制労働)１年。女には百たたきして別れさせよ」「人妻が他に嫁すれば徒1年半。妾の場合は、罪一等を減ずる」と罰を設けて、一夫一婦制を規定しました。規則に妾とあるので、ここの妻とは「正妻」を指すとわかります。

武家社会も建前上は一夫一婦制でしたが、貞節は女性のみに求められ男性は妾を囲いました。なお、公家社会は、ずっと多夫多妻制でした。たとえば、13世紀の天皇や上皇を取り巻く愛欲の世界を描いた『とわずがたり』は、女からみた多夫の私小説です。その公家社会に1609年激震が走りました。江戸幕府が設置した京都所司代が公家の習慣を不義密通として断罪したのです。多くが取り締まられて、男2人は死罪、1人は蝦夷に流罪、宮女5人は伊豆の新島に流罪等々、厳罰に処せられました。公家は震えあがり、以来、表向きは多夫多妻制はなくなったようです。

日本が実質的に一夫一婦制になったのは、明治時代にキリスト教文化が知識人の間に広まってからでしょう。また、それまで公認されていた「妾」が1880年（明治13年）の刑法で禁じられたことも大きい要因と思います。ちなみに、天皇で側室をもっていたのは明治天皇が最後で、大正天皇の母は側室です。

貴族政治時代、通い婚という固定しない婚姻でありながら、五位以上の貴族には正妻を決める必要がありました。それは、朝廷儀式に参加できる女性は、内親王と女王および後宮女官を除けば、五位以上の貴族の正妻である外命婦《げのみょうぶ》に限られたからです。「日本の男性は妻を公的行事に同伴しない」と欧米人から不思議がられますが、欧米に先んじて千年以上昔は公的行事に妻を同伴していました。

父性とは

父子関係に関する最近の話題

婚姻の成り立ちをみて、婚姻の定義にまつわる倫理を扱いました。次に、最近の父子関係の話題から始まり、婚姻の歴史にあった多夫多妻制は今日的な父性に関する課題につながることを示し、その倫理を考えていきます。

「法務省：「嫡出子」記載を通達　性別変更の父、人工授精」という報道が２０１４年1月27日にありました（毎日新聞）。「性同一性障害で男性に性変更した夫の妻が第三者の精子提供を受けて産んだ子を夫の嫡出子として戸籍に記載せよ」との通達です。こういった場合の法律上の父子関係を認めた２０１３年12月の最高裁決定を踏まえた措置です。

しかし、同報道に拠れば、1月17日の自民党法務部会で「夫に生殖能力はない。現行の民法を適用するのは無理」と、嫡出子に関する最高裁決定と法務省の措置に異論が噴出し、法整備で対応する方針を決めたそうです。この自民党の意見は歴史や伝統、法や倫理に反しますので、非論理的であることを人類の歴史から改めてみてみます。

一夫一婦制移行前の多夫多妻制

古代ギリシアの歴史家ヘロドトス（生没年不詳、紀元前5世紀頃）が『歴史』に記した多夫多妻制から一夫一婦制への移行を示唆するマッサゲタイ人の風習を紹介しました（91頁）。当時、ギリシアの周辺諸国には多夫多妻がみられ、「ナサモネス人は多数の妻を持つ風習があり、男は誰も妻を共有してこれと交わる。男が初めて婚礼を上げるときには、初夜に花嫁が全部の客と次々と交わるという風習がある」と記しています。

日本にも多夫多妻制から一夫一婦制への移行を示唆する風習があって、婚姻で夫に独占される新婦は初夜までは地域の男たちの共有とみなされました。新婚初夜、新妻は鎮守の森に籠もり、夫以外の村の男たちが森に行って新妻の相手をする風習もあちこちに見られたことを社会人類学者たちが記しています（中山太郎著「日本婚姻史」日文社、池田弥三郎著「性の民俗誌」講談社など）。また、近年までそういった風習が世界中にありました（H・E・フィッシャー、結婚の起源　女と男の関係の人類学）。

これらは、「女性は神聖な存在であり、女は村の神のものなので、一人の男のものになるのは神の許可を得るために多夫を実践した儀式」という意味合いで、神の許しを得る儀式の一環と考えられます。いわば神殿における聖買春と同じで、多夫多妻制から一夫一婦制への移行の一過程とするバファオーフェン説を彷彿とさせる世界各地に見られた風習でした。

結婚する女性の風俗として、嫁ぐ前に神への暇乞いや許しを請う儀式がいろいろな文化に存在します。日本で神を代行するのは、地域によって神官であったり、記紀の時代には国司がその役を担ったり、あるいは年寄りや仲人がその役割を果たしたりしました。

聖なる婚姻から生まれた子は神の子

古代、女性が神聖視されて大切にされていたのは、女性が豊穣と再生産を象徴するからです。折口信夫によれば、大嘗祭や新嘗祭に奉仕する巫女は豊穣を願う神事として大王《おおきみ》（天皇）と性行為をおこないました。

その庶民版が性行為を野辺でおこなったり、男性器女性器のわら細工を作ってまねごとをしたりする神事です。各地にある男性器のご神体はそういった風習を表すものでしょう。

建前上は、神が婚姻を決めるので、話がまとまって配偶者が決まる日は祭りの日になります。それを「市」といい、「市」は「縁日」と呼ばれるのも、婚姻に関わり（縁）があったことからです。東京近辺に「嫁市」という行事もありました。なお、日本の神前結婚式は明治時代に始まった国家神道の新しい方式であり、神聖な女性を1人の男の元へ送るという古来の習わしとは無関係です。

古代オリエント神殿の聖売春や大嘗祭などの神事も、神聖な婚姻、神婚という意味合いがありました。日本の

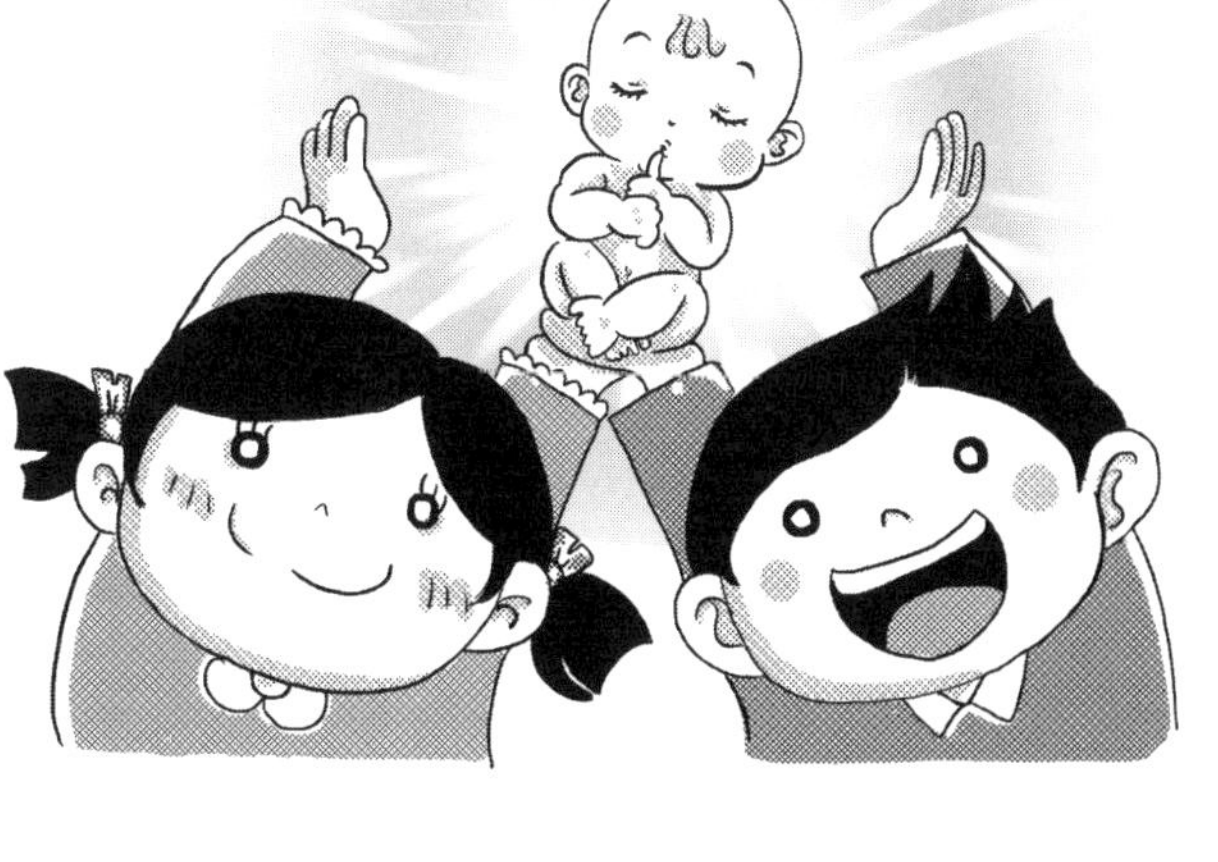

各地にみられた歌垣《かがい》という神聖な祀りの際の乱交も聖なる婚姻に相当します。

こういった神婚で産まれた子はどう扱われたのでしょうか。それには、「神の子として扱われ、実子と差別はなかった」が民俗学的な答です。ただ、当時、父性については問題視されなかったと言うほうが妥当な考えと思います。

多夫多妻制の生命倫理：父性について

多夫多妻制について詳しくみてきたのは、父性について考えるためです。当時は、遺伝や精子は知られていなかったですし、かりに神婚によって生まれたならば、その子の父は神ですから子にとって悪いことではありません。いずれにしても、父性は重要ではなく、誰が父でも問題ありませんでした。

現代をみても、不妊治療で第三者による精子提供を受けた妊娠では、精子の出自を知ることは通常ありません。父が不明という事実は、歴史的な多夫多妻制あるいは今日的な精子提供であっても、遺伝的多様性からみて優れています。生まれた子は〝授かりもの〟で大切な存在です。

厚生労働省厚生科学審議会生殖補助医療部会は生殖補助医療に関する提言の中で、父子関係は「同意により定まる」としています。「精子提供によって父子関係は生じない」と結論しており、伝統文化からも合理的な判断です。

要するに、人間社会に父性は重要ではないのです。「生みの親より育ての親」は母性のみならず、父性にも通じる箴言《しんげん》です。民法第772条のとおり「妻が婚姻中に懐胎した子は、夫の子と推定する」でいいのです。

父子関係を混乱させる裁判官と政治家

ここで、父子関係に関する話題を考えましょう。

「父子関係、ＤＮＡ鑑定で取り消し　司法、異例の判断」と、２０１４年1月19日に報道されました（朝日新聞デジタル）。ＤＮＡ鑑定で父子関係がないと証明されれば、出生届等で法的に成立していても、その父子関係を後で取り消せるという大阪家裁と大阪高裁の判決です。

裁判官は長い人類の歴史や社会制度、法律などに培われた「生みの親より育ての親」という基本的親子関係より、ＤＮＡ鑑定という一つの科学を優先させました。

大げさかもしれませんが、これだけ人類にとって重要なことを、一科学に捧げてしまったのです。原発の安全神話が格好の例ですが、もともと一科学に全てを委ねるのは危険です。検査には様々な要因に起因する誤りが付きものであること、誤ったＤＮＡ鑑定で幾つもの冤罪が生じたことなどを思い起こす必要があります。

また、たとえば遺産相続にあたっては、関係者全員のＤＮＡ検査が必要になります。莫大なお金が動くことになり、人の欲の常で、検査などに伴う詐欺や犯罪が多発し、闇社会の資金を潤すことになるでしょう。こういった現象は相続のみに限られませんので、影響は計り知れず、社会が大混乱に陥ることは必死です。裁判官は極めて狭い視野しか持ちません。その結果は、法律より不確実性が付きものの一科学を優先させて、法に自殺を強いたことと同じです。

ＤＮＡ鑑定による父子関係が争われた訴訟では、「ＤＮＡという血縁関係より社会的関係（民法の規定）が優先される」という２０１４年7月17日の最高裁判決があります。その決定は、子の身分関係の法的安定性を守る民法の趣旨を尊重するためで、産まれた子の福利を重視した倫理的にも社会学的にもまた生物学的にも妥当な判断です。訴訟で争われた事例の細部には議論の余地があり、そのことが最高裁判事間で3対2の僅差で決定に至った理由と考えられます。

他方、性同一性障害（註26）夫妻の妻が第三者精子提供を受けて産んだ子に法律上の父子関係を認めた最高裁決定、それに応じて戸籍に夫の嫡出子と記載せよという法務省の姿勢は適切です。第三者による精子提供（人工授精形式もあれば第三の男の性行為形式もある）、あるいは子に恵まれなかった妻がやむなく子宝や子授けをうたう神社や観音様で神主や僧侶の〝力〟を借りて妊娠することは、神婚の結果であり否定される必要はなく、民法上も婚姻中の夫の嫡出子と扱われてきました。これらの場合、法律上の父は存在するだけなので、異性または同性を好む男性でも性同一性障害でも関係ありません。民法の「妻が婚姻中に懐胎した子は、夫の子と推定する」が最良なのです。

それに対し、夫に生殖能力がないとして民法を適用するのは無理という主張は、歴史や伝統、法や倫理に反します。多分、その主張には、性同一性障害への強烈な差別が背景にあるのでしょう。

自己のルーツを知ることは、自分たちの始まりから未来への物語を形作ることができるので大切です。そのためか、出自を知りたい、つまり父親を知りたいという希望を持つ人がいます。しかし、それを社会として認める必要はなく、個人的なケアの対象とするのが適当です。

註26：２０１９年、ＷＨＯの「国際疾病分類」の改訂により、性同一性障害が「精神障害」から除外され、「性の健康に関する状態」の項目に移り、「性別不合」となった。２０２２年１月１日より発効。

アーリア系文化

婚姻の成り立ちについて考え、婚外子や同性婚、そして父子関係の話題にふれました。次に、婚姻にまつわる課題の一つとして、父性は問題外であったのになぜ重視されるようになったのか、男尊女卑に関する課題や倫理から考えてみます。

男尊女卑の背景にアーリア系文化があります。古代は女性が神聖視されて大切にされていたことは今まで何度も記しました。それが男尊女卑に変わったのは、文明の祖であったメソポタミア地方をアーリア系民族が最終的に支配したからとされます（市川茂孝著、母権と父権の文化史　母神信仰から代理母まで、農山漁村文化協会）。

アーリアの語源はサンスクリット語にあり、それがペルシャ語に取り入れられて「高貴な」という意味になり、誇り高い地域の人々がアーリア人と自称しました。彼らは、東はインド、西はヨーロッパまで広がり、広い意味でインド・ヨーロッパ語に属する言葉を使う民族全般をアーリア人と称するようになりました。

そのアーリア系文化においては、「父こそ神の親であり、母は培養器に過ぎない」とあります。その考えは現在にも脈々とつながっています。今では「母は培養器（孵卵器）」と極言する人は少ないかもしれません。しかし、キリスト教社会、特にカソリックを国是とする社会は、法で中絶を厳禁している国が多数あります。母体が危険に陥り中絶が必要になっても中絶を許さない国もありますが、これは、「母は培養器」という考えの現れでしょう。

古代インドの教義を記した『マヌの法典』には、「女は、幼いうちは父に、若いときは夫に、老いては子に従え」とあります。儒教の教えのように聞こえます。家事といえども勝手にしてはなりません。女性は悪徳を付与され、身を飾ることに執着し、生まれつきの薄情によって男性に叛くので、男性は女性の監護を怠ってはならないとされます。

ジュール・ベルヌ（1828〜1905年）は、『八十日間世界一周』に、夫が死ぬと妻は殉死させられるインドの実態を記しました。19世紀半ば頃に禁止されましたが稀にあったのでしょう。2012年に偽装路線バスに乗り合わせたカップルの女子学生が集団レイプされ殺されたことは、日本でも報道されました。新妻を殺し再婚して再び持参金を得ようとする持参金殺人は、今でも後を絶ちません。1990年代までは、警察が犯人たち（新郎の家族・親族）を捕まえても、裁判官は「それもインドの文化」と彼らを無罪放免しました。最近まで、男性によるレイプも女性の殺人もインドでは罰せられませんでした。

男女に関するアーリア系文化は、西に行っては旧約聖書に描かれた「女は男に支配されるべき二級人種」の文化となり、東に行っては『マヌの法典』や儒教にある男尊女卑の文化になりました。「男は仕事、女は家庭」という考えもアーリア系文化の所産とみることができます。しかし、人権思想の広まりとともに、その概念が揺らいでいます。アーリア系文化のただ中の欧米社会が先に男女平等に走り出したのは、歴史という時の流れから当然でしょう。

アーリア系文化と日本文化

しかし、世界の果てる極東の日本は、いまだ女性の地位は著しく低いのが現実です。ただし、先述したように、明治以前は、そうではありませんでした。外国の人々が驚く「財布の紐を握るのは主婦」などはその典型で、制度の上でも実生活でも日本は女性が強かったのです。その理由は、儒教は武家社会にとどまっていたのが実態で、庶民は儒教以前の習慣に従っていたからでしょう。

それが様変わりしたのが明治維新でした。時の支配者は法制度なども含めて欧米の文化をそのまま導入し、日本社会を文明化しようと突き進みました。ここでいう文化・文明こそアーリア系文化・文明でした。

男女関係や家制度に関しては、天皇制を基盤とする伝統文化にユダヤ・クリスチャン文明の絶対神が厳命した「女性は二級人種」という教えが結びつきました。それらの結実の表現型として、社会においては天皇を絶対神のように頂点に置き、家にあっては家長を頂点に置いた家父長制度になりました。こうして東西の文化が二重に働き、名実ともに男尊女卑の社会、家父長制度が明治時代に新しく創出されました。

世界経済フォーラムが発表した『The Global Gender Gap Report 2013』によれば、男女平等の程度はフィンランド、ノルウェー、スウェーデンが上位3か国で、日本は135か国のうち105位です（註27）。女性の地位が低いとされるイスラム世界でも、比較的自由な国々は日本より上位にあります。こういったデータを見せつけられると反発する人も多く、中でも女性に厳しいのは女性の一部です。

日本女性の地位に関するせめぎ合い

女性に厳しい女性の代表は作家の曽野綾子（1931年生れ）でしょうか。彼女はJ－C

註27：同レポートの2020年版によると、日本の順位は153か国中121位。ちなみに1位はアイスランド、2位ノルウエー、3位フィンランド、4位スウェーデンと、上位を北欧の国々が占めている。

ＡＳＴ会社ウォッチの２０１３年９月５日付けで、「女性は出産したらいったん退職すべき、パワハラやマタハラを騒ぎ立てるのは幼稚」「子育てが終わってから再就職」と持論を展開しました。要するに、「女性は子育てに専念せよ」という主旨のようです。彼女は以前から同様の発言をしていますが、アーリア系文明の中心であるカソリック教徒で、かつ保守派の論客とうたわれる人物としては当然の持論でしょう。

実際には、男尊女卑の文化に生きる女性たちと、自由な生き方を望む女性たちの間で、せめぎあいが今日まで続いています。そのあたりについて詳しくは記しませんが、明治時代から続く議論であることは確認しておきます。いずれにしても、女性の地位が低いことを問題視しない人々は「男女不平等が日本の伝統文化だ」と信じ込んでいるようですが、実は自分たちの信じるその文化とは明治時代に新奇に創作された国家神道と西洋文化の合作であることを知らないようです。

ちょっと寄り道

家を継ぐのは男系？

血統というと、何か重大事のように聞こえます。しかし、世代継承に問題が生じたときに話題に上るくらいで､通常の社会生活に必須の概念ではありません。血統は世代間で男女を問わず継承されるので、男系継承にこだわる必要はないはずです。しかし､明治以来の家父長制が文化として続いているためか、日本では血統に固執する傾向が強く、加えて「家を継ぐのは男子」という意識がいまだに存在するようです。それを物語る格好の材料が皇位継承問題です。本題からは寄り道となりますが、男系継承にこだわるのはおかしいことを文化と医科学の両面からみてみます。

文化を理解するには､歴史を振り返るのが早道です。兄弟姉妹婚で生まれた子は血が濃くなるとされ、両親より神に近い（格上になる）と考えられました。それが神の子孫である王家での血統を保つ聖婚として皇族の近親婚につながりました。

さらに、祭祀上、最大の実力者は皇女でした。皇位継承をねらう皇子に姉がいる場合は、その姉を得た皇子が皇位の最有力候補となります。それを阻止する決め手は、競争相手が姉を取り込む前に自分の妻にしてしまうことです。記紀には、実在が確実化される崇神天皇の代からこういった皇族内婚が描かれています。仁徳天皇の頃（5世紀頃）までは同母でも結婚できました（その後も異母ならよかった）。なお、神功皇后紀に近親婚を禁止する下りがあって、当時は支配階層以外にも近親婚があったことがわかります。

いずれにしても、女性が神聖視されるなら皇女自身が継承しても不思議ではなく、古代に女性天皇が存在したことも取り立てて珍しいことではないでしょう。ところが、男尊女卑の儒教が導入され、さらに明治時代に確立された家父長制によって「家を継ぐのは男子」となって、男系継承が今に引き継がれています。

〝イエスの遺伝子〟と〝神武天皇のY染色体〟

継承に関してはＳＦの世界をみてみましょう。たとえば、アーリア文明以前の世界から物語が始まる『ダ・ヴィンチ・コード』（Ｄ・ブラウン著、越前敏弥訳、角川書店）では、イエスの系譜は女系で引き継がれます。他方、イエス（アーリア系文化の所産）から始まる『イエスの遺伝子』（Ｍ・コーディ著、内田昌之訳、徳間書店）では、〝イエスの遺伝子〟は男系ＤＮＡにあると描かれます。「単なるＳＦだ」と言えるでしょうけど、文化というものを表していると思います。ただし、『イエスの遺伝子』において最後の継承者を女性に設定したことは、このＳＦが単なるアーリア系文化を反映したものではなく、男女平等に向かっている現代的アーリア系文化を表していると言えるのかもしれません。

他方、日本が男系継承にこだわるのは、明治以来、遅くに欧米のアーリア系文化を制度として引き継いだために、いまだにそのくびきが強いためかもしれません。果ては、皇位継承に関して神話に遺伝子学が加わったＳＦのような〝神武天皇のＹ染色体〟が男子継承の根拠に挙げられたりします。Ｙ染色体は1本なので「〝神武天皇のＹ染色体〟で引き継ぐ男系こそ皇位継承にふさわしい」という意見です。しかし、臣下に降りる皇族は多数なので、〝神武天皇のＹ染色体〟を保持する男性は無数にいることになり、実におかしな話になってしまいます。

血統も継承も社会があってこそ

「継承が明確」というなら、父性ＤＮＡ系統（Ｙ染色体）だけでなく、卵子由来の母系で引き継がれるミトコンドリアＤＮＡがあります。この母性ＤＮＡは母から男女を問わず子へ受け継がれていきます。Ｙ染色体よりミトコンドリアＤＮＡのほうが限定された広がり方で継承されていくので、「万世一系」を謳いたいならむしろ女系こそが適しているでしょう。

以上、遺伝子や血統を教条的に重視すると、おかしくなってしまうことがわかります。それより人間関係を基盤において、柔軟に対応することが必要と考えます。

中国の神話では「女神女岐《じょき》は夫に合うことなくして、いづくにか九子を取れる」とされ、日本でも各種神事によって生まれた（父親が不明の）子は神の子とされました。イエスにもヒトの父がいません。生殖に精子が必要と知られていなかった時代は、継承は女系なので元々父を知る必要はありませんでした。母系社会に始まったとされる人類は、血統や継承にこだわることなく対応してきたことを理解する必要があると思います。

「父を知る権利」が叫ばれるのは、科学がＤＮＡや父性特有のＹ染色体の存在を示したことに関連があるのかもしれません。しかし、出自を知っても必ずしも幸せにつながるわけではありません。「父母を知る権利」は法や医科学で解決するより、絆や関係性を重視した社会を大切にすることで望ましい親子関係を築くほうが大切と思います。

ここで、血統に関連するクイズです。『日本書紀』の仁賢紀六年秋九月の条に、ある女性が「母にも兄、また自分にも兄にして、しかもその兄が自分の夫である」と歌う場面があります。父母と兄と自分の関係は？（解答は143頁）

父性とDNA

特攻隊員の遺書を世界記憶遺産に？

男尊女卑のアーリア系文明について考えました。ほ乳類のヒト社会における父性の軽さが逆に男尊女卑を男性に主張させているのかもしれません。一方、染色体や遺伝子という科学によって父性が復権したかの観があります。父性に関する生命倫理の話題として、世界を巻き込んで議論になっている太平洋戦争末期に遺わされた特攻隊員の遺書を導入とします。なぜなら、彼らは母については多くを記していますが、父に関してはほとんど言及がないからです。父性について考えさせられる例となります。

知覧特攻平和会館がある南九州市の霜出勘平市長（当時）は、「明日、命はないという極限の状況で隊員が残した真実の言葉を保存・継承し、世界に戦争の悲惨さを伝えたい」と、特攻隊員の遺書などをユネスコの世界記憶遺産へ登録申請すると発表しました（日経新聞２０１４年2月4日）。

戦争に関連する世界記憶遺産としては、ナチスに迫害されたユダヤ人少女の『アンネの日記』が登録されています。特攻隊員の遺書などの世界記憶遺産登録申請には、近隣国から日本が軍国主義の道を突き進んでいる証拠と反発の声が上がっています（２０１４年2月26日、ＢＢＣ）。

特攻隊員の「国や家族を守るという純粋な気持ち」は、そのとおりでしょう。しかし、遺書には検閲の懸念から、特攻の決意を否定したり、戦争反対を記したりすることはできません。特攻隊員の遺書にはバイアス（偏り）がかかっています。また、カミカゼの生き残りにとって、特攻を否定することは死者たちと自分を否定することです。

つまり、周南市の人間魚雷を扱う回天記念館も同じですが、特攻隊員の遺書に示された〝真実の言葉〟は当時の異常事態にあって公にできる片側のみを記したと考えられます。私たちは、「国や家族を守るという純粋な気持ち」の裏にある彼らの思いを汲み取る必要があります。

ＢＢＣはカミカゼ生き残りのインタビューと遺書を紹介するに留めています。結局、特攻隊員の遺書はバイアスがかかっているので、『アンネの日記』に比肩できません。特攻隊員の遺書を世界記憶遺産に登録申請するには慎重な対応が必要でしょう（**註28**）。

父性の重さとは

その特攻隊員の遺書ですが、ほとんどは母に宛てたものです。「父母上様」という宛名もありますが、内容は母に宛てたメッセージ一色です。つまり、死に向かう若者にとって、念頭に思い浮かぶのは母であり、ヒトという哺乳類にとって父性は重要な存在でないのです。ただし、「ヒトに父性は重要な存在でない」という言説は生物学的な表現で、父の社会的存在や家族の文化を度外視しています。よく言われることですが、家庭を顧みることのなかった父は家族から無視されるようになり、家庭を大切にした父は家族から大切にされるでし

註28：日本で最初の世界記憶遺産は、２０１１（平成23）年5月25日福岡県田川市と福岡県立大学が共同で申請した山本作兵衛の炭坑の記録画および記録文書である。

ょう。要は、父性の重さは父が培った家族の文化、実際にはその家庭における父の貢献度によって異なるでしょう。

このことから、かりに生物学的な父と社会的な父が異なるなら、生物学的な父より社会的な父のほうが子にとって重要とわかります。

父性が最重要という訴えの出現

最近、「父を知る権利」を主張するＡＩＤ（非配偶者間人工授精、つまり第三者の精子提供という生殖補助技術）によって生まれた人たちが現れてきました。日本弁護士連合会のシンポジウムでは、病気や離婚などをきっかけに、父と思っていた人が遺伝上の父ではないことを知らされ、これまで積み上げてきた人生が土台から崩れてしまったなどの衝撃を受け心身を害し人生をやり直す困難さが語られました（日弁連機関誌『自由と正義』２０１２年10月号）。

報道によると（毎日新聞２０１４年４月11日）、ＡＩＤや代理出産などの生殖補助医療を条件付き容認の法案を検討している自民党のプロジェクトチームに、「子どもが出自を知りたいと願った時に、その情報を得られる仕組みを整えてほしい」、つまり出自を知る権利を認めるように要望書が提出されました。自民党案では、出自を知る権利については先送りになっていたようです。

日本は、生殖補助医療に関する法整備が遅れています。厚生労働省の厚生科学審議会生殖補助医療部会や日本学術会議が法整備の必要性を指摘し、原案も提示しましたが棚ざらしでした。その理由は、子の福利優先から厚生科学審議会も学術会議も代理母などは原則認めないと提案したためでしょう。政治家たちは「代理母を自由に容認する」という姿勢で、彼らの思惑と厚生科学審議会や学術会議の方針が一致しないために法整備が遅れていると推測できます。しかし、いつまでも遅らせるわけにはいきません。

DNA上の父を知ること

顧みれば、親の叱責や親子喧嘩で「この人は自分の親でない」などの思いから「真の父を知りたい」という願いが子に生じることはあったでしょう。しかし、親子関係に問題なければ、「生みの親より育ての親」の原則どおり、父を知る必要性など思いもよりません。「真の父を知りたい」という願いの端緒に、心理情緒的要因など様々な理由により父子関係が危機に陥ったときに生じうることなのだと考えます。

この当然のことを記した理由は、「アイデンティティを確立し、人格を形成していく上で基礎となるのが遺伝的ルーツ。それを知りたいのは人の根源的な欲求で、その欲求の保障なくして個人の尊厳は守れない。したがって、出自を知る権利は幸福追求権の一つとして、憲法上保障された基本的人権」などと主張する人がいるからです。

その「人格形成の基礎は遺伝的ルーツ」と「真の父を知っている人のみに尊厳と基本的人権が保障される」かのごとき主張は、遺伝や出生による差別に相当するので倫理的に受け入れられません。加えて、国連ユネスコの『ヒトゲノムと人権に関する世界宣言』の第2条（a）「人は遺伝的特徴に関わりなく、誰もが尊厳と人権を尊重される権利を有する」に違反します。

大切なので繰り返しますが、「人格形成の基礎は遺伝的ルーツ」という考えは差別の根源思想であり、出自を知るか知らないかで人間の尊厳や基本的人権が区別されたり差別されたりすることがあってはなりません。

特定の個人にとって、真の父や遺伝的ルーツを知りたいという願いが大切なことは理解できます。その件には、法整備ではなく現実的な解決策を探るのが適当と思います。

出自を知る権利を認めるなら

いずれにしても、子の福利優先という立場の法整備が必要です。国際的には、生殖補助医療で生まれた子の出自を知る権利の扱いは様々です。容認するにしても、具体的な手法について多くの国が苦悩しています（No.243 海外における生殖補助医療法の現状 - 国立国会図書館、２０１０年）。出自を知る権利には実践上の問題が多く、対応が難しいのです。

たとえば、知る権利があるなら、知らせる義務が生じます。誰が、いつ、どうやって知らせるのでしょうか？　かりに、子から依頼があったときというなら、法に〝依頼〟を厳密に規定しなければなりません。他方、〝依頼がない〟ときは、いつ知らせるのでしょうか？　「18歳になった時に〝国〟が知らせる」など齟齬がないようにしなければなりません。あるいは、その時の保護者に「告げよ」と命令するのでしょうか？　「告げること」一つとっても、難しい課題です。

また、「出生による差別は許されない」という原則からＡＩＤ（Artificial Insemination by Donor：非配偶者間人工授精）による出生児以外にも出自を知る権利が生じます。そのため、ＡＩＤ以外の出生児もＤＮＡ検査が必要です。つまり、生まれた子は例外なく臍帯血を当局に提供してＤＮＡ登録がなされます。当然、血縁上の父のＤＮＡ登録も必要になります。遺伝上の父がＤＮＡ以外に断定できない状況もまれとは言えませんので、全男性のＤＮＡ登録が必要になります。性差別はいけませんので、女性もＤＮＡ登録します。これは全国民のＤＮＡ登録になって犯罪捜査に有用でしょう。ＤＮＡ検査の誤りから冤罪も生じていますので、公認されたＤＮＡ検査・保管機関で信頼性を担保することも必要です。

そして、ＤＮＡ検査は相続係争に使われるのは必定です。精子提供の数十年後、「あなたの子だから」と、今までの生活費やこれからの財産分与を請求する子が現れたりするでしょう（先に記した最高裁判決があるので日本にこういった事態は生じない、103頁）。「そういうことがないように、初めに契約しておく」などという考えは甘いと思います。そうでなくても、それまでの親子関係が否定されたり、莫大な金が動くので闇社会が手を伸ばしたりして、社会が混乱に陥るのは確実です。

「知る権利は天賦の人権だ」という主張もあるでしょうけど、「出自を知る権利」が複雑で重大なことに気づいている人は、そのことを研究している人以外にほとんどいないようです。

出自を知る権利は母性も対象になり得る

出自を知る権利で話題になっているのは父性です。しかし、卵子提供や代理懐胎（母出産）、養子縁組もあることですし、出自を知る権利には「遺伝子（ＤＮＡ）上の母を知る権利」も含まれます。

それにもかかわらず、なぜ母性はあまり問題視されないのでしょうか。これは、懐胎という男性にはない過程の存在が要因の一つと思われます。「腹を痛めたわが子」という表現があるように、「母については疑わない」という暗黙の了解のようなものがあるのかもしれません。いずれにしても、母性も出自を知る権利を語る対象となり、父性と同じく「ＤＮＡ上の母は誰か」という課題に加えて、代理懐胎から生じる

「ＤＮＡ上の母と産みの母とどちらが真の母か」など複数の課題が存在することになります。

「ＤＮＡ上の母は誰か」については、「ＤＮＡ上の父を知る権利」と同様に扱うことができると思います。知る権利を主張してＤＮＡ上の母を知ったとしても、育ての母との親子関係をどうするかという元々の問題は残りますし、ＤＮＡ上の母との関係をどうするかという新たな問題も生じます。

「ＤＮＡ上の母と産みの母とどちらが真の母か」という課題に関しては、生殖補助医療で代理懐胎を認める法整備がなされている国は「産みの母が母」になっています。その理論的根拠は「妊娠あるいは出産する母親は、卵子の提供者よりも、子に寄与し、より大きな身体的危険を負い、より心理的に子につながり、卵子提供者よりも容易に身元を確認でき、出産において産まれる子を保護し治療方針決定するために子と一緒にいることが確実であろう」とされます（ＧＪ・アナス著、患者の権利オンブズマン訳『患者の権利』明石書店）。それに従って、州ごとに法律の異なる米国も「（議論はあるにしても）産みの母が母」になっています。

代理懐胎自体を禁止している国も多い中、私は「ＤＮＡ上の父を知ること」で述べたように、遺伝学を重視することは差別につながり、また遺伝上の父母を確定させても、子にそれを知りたくさせた要因が解消されるわけでなく、子の利益は限定的で、むしろ問題を大きく複雑化させることもあると考えます。この件は、生殖補助医療関連の法が複雑にならざるを得ないこともあって、国や文化によって扱いが様々です。日本での法制化にあたっては、慎重な扱いが必要と思います。

ちょっと寄り道

読者からの質問に答えます

「みんなのやさしい生命倫理」連載時に読者から届いた質問と、それへの谷田医師の返事をQ＆Aとして医薬品情報誌「薬のチェック」に載せたものを再掲します。（編集部）

Q：出自を知りたい子の権利は？

本稿ではまず、子の出自を知る権利については母性も対象となりうるとして、「生殖補助医療で代理懐胎を認める法整備がなされている国は〝産みの母が母〟になっている」ことを紹介し、神話から、日本人の男系継承へのこだわり、遺伝子の問題など、非常に興味深い話題が紹介されていて、非常に勉強になりました。

ところで、子が知ることでの「親子関係が破綻時の問題」や「遺伝学を重視することは差別につながる、知りたくさせた要因が解消されるわけでない、子の利益は限定的である」などの問題点はあげていますが、子に知らせなければならない問題点（たとえば近親婚を防ぐ等）や、知る権利を認める場合の要件については紹介されていません。

また「出自を知っても必ずしも幸せにつながるわけではありません。〝父母を知る権利〟は法や医科学で解決するより、絆や関係性を重視した社会を大切にすることで望ましい親子関係を築く方が大切と思います。」としていますが、出自について知りたい子、知らなければならない子については、やはり法的整備が必要ではと思いました。（群馬県：内科医）

A：親子であっても「他人」の個人情報

生殖補助医療において扱う予定でしたので、簡潔に問題を指摘するに留めます（一部繰り返しですが）。子の出自を知る権利の根拠は「自分に関する情報を知る（管理する）ことは天賦の権利」という考え方ですが、それは「出自を知ること」に適応できないのです。なるほど、自分の遺伝情報に関しては知る権利があります。しかし、照合先となる父（候補）の遺伝情報は「他人」の個人情報であり、子といえどもそれを知る権利はありません。既に、出自を知る権利を認容した諸外国は、その難題を乗り越えるために提供者から予め同意を得るなどの対策を講じています。

ＡＩＤ以外の精子運搬手段にも特別な状況があるので、ＡＩＤは特別だという論理は成立しません。したがって、出自を知る権利を認めるからには、ＡＩＤ以外で生まれた子にも、つまり生まれる子全員に認めなければ、出生による差別になるので許されません。近親婚の防止にはＡＩＤ出生児以外も関係するので、やはり全ての子をＤＮＡ登録しなければなりません。

このようにＡＩＤ出生児に出自を知る権利を認めるには難題が多いのです。先達の国々はそれらの問題を無視しているようですが、それらを踏まえた上で法制化について生殖補助医療全体の中で慎重に考える必要があると思います。（谷田憲俊）

〝婚姻〟の形はさまざま

婚姻形態は多彩で、その変遷は多様だった

婚姻には内実から外枠まで様々な生命倫理的課題があります。それらのうち、歴史や制度、「両性の合意」や「婚外子への差別」などの生命倫理的課題について、また出自を知る権利に関連して血統や継承を扱いました。次に婚姻に関する規範などの面から眺めてみます。

西洋は比較的早くからユダヤ・クリスチャン文明となったので、男尊女卑文化の元で男女交際から婚姻まで厳しく規制されました。日本では儒教がその役目を担い、律令に採用されました。支配層には男尊女卑の文化が比較的早くから生じ、多夫多妻制から一夫多妻制へ向かったようです。

しかし、その過程では源氏物語にみられるとおり、男は義母や、他者と婚約中の女と寝たり、その女が婚姻してからも関係を続けたりと、儒教の戒めは浸透しませんでした。他の物語にも、公家衆や僧侶の多夫多妻の実態が描かれています。奈良時代の終わりの光仁天皇（在位：770～781年）は井上皇后と互いに若い男と女を賭けて双六をして、皇后が男を勝ちとってモノにしたという話もあります（註29）。

註29：本稿の婚姻史に関する部分の多くは中山太郎「日本婚姻史」（日文社）による。

そのあたりの婚姻形態には「通い（妻問い）婚」があって、その夫婦関係は性交に始まり、妻問いの中止で終わります。女性が生産活動従事によって実権を共有していたときは、程度の差こそあれ男女の力関係は同じでした。しかし、女性が生産活動から離れて自活できる資力を失うと、妻問い婚は女性が待つだけになってしまいました。

他方、制度上の分割相続が行われていた武士階層は、女性にも所領・財産の分配を受ける権利が維持されました。婚姻形態は嫁入り婚（一夫一婦制）となって、夫婦ともに財産を維持するように励んだことでしょう。

明治以前は庶民の離婚や再婚は珍しくなかった

建前とはいえ、武士階層は一夫一婦制を維持します。しかし、世継ぎを必要とした血統重視の文化から、上流階層は正妻以外に側室を持つことになります。血統重視の文化は、どうしても男尊女卑の文化につながりやすいものです。

庶民も通い婚から嫁入り婚へと形態が変遷します。しかし、熊本民謡「おてもやん」に歌われるように、その婚姻が気に入らないと女は実家に帰ってしまいました。瀬戸内海地方では、それを「テボをふる」と言うそうです（宮本常一『女の民俗誌』岩波書店）。テボとは籠のようなもので、それに女性は嫁入り道具を入れていきました。それを担いで戻るわけです。

庶民の女性で初婚相手の男性と生涯を通したという例はきわめて少ないとされます。出戻りは妊娠している場合もあり、彼女らはシングル・マザーになったり再婚したりしますが、子は地域で育てられたので支障なかったようです。

日本の「できちゃった婚」

男と女は結婚して子を産むものとされます。しかし、そういう結婚観は1970年代以降、様変わりしています。2013年のNHK第9回「日本人の意識」調査で「結婚しても子をもたなくてよい」と「結婚したら子をもつのが当然」については、1993年は前者が40％で後者が54％だったのに、2013年にはそれぞれ55％と39％と、子をもつことに消極的な傾向が強くなっています。

しかし、妊娠すると結婚につながるようで、それが「できちゃった婚」という現象になっているのでしょう。そこで「できちゃった婚」の実情について統計をみてみましょう。**図**は、平成22年度（2010年度）「出生に関する統計」の人口動態統計特殊報告から「結婚期間が妊娠期間より短い出生数」の「嫡出第1子に占める割合（％）」をみたものです。つまり、「結婚式を挙げたとき、または同居を始めたときはすでに妊娠していた」ので、全てではないにしてもその数値は「できちゃ

図：嫡出第１子に占める結婚期間が妊娠期間より短い出生数の割合（%）

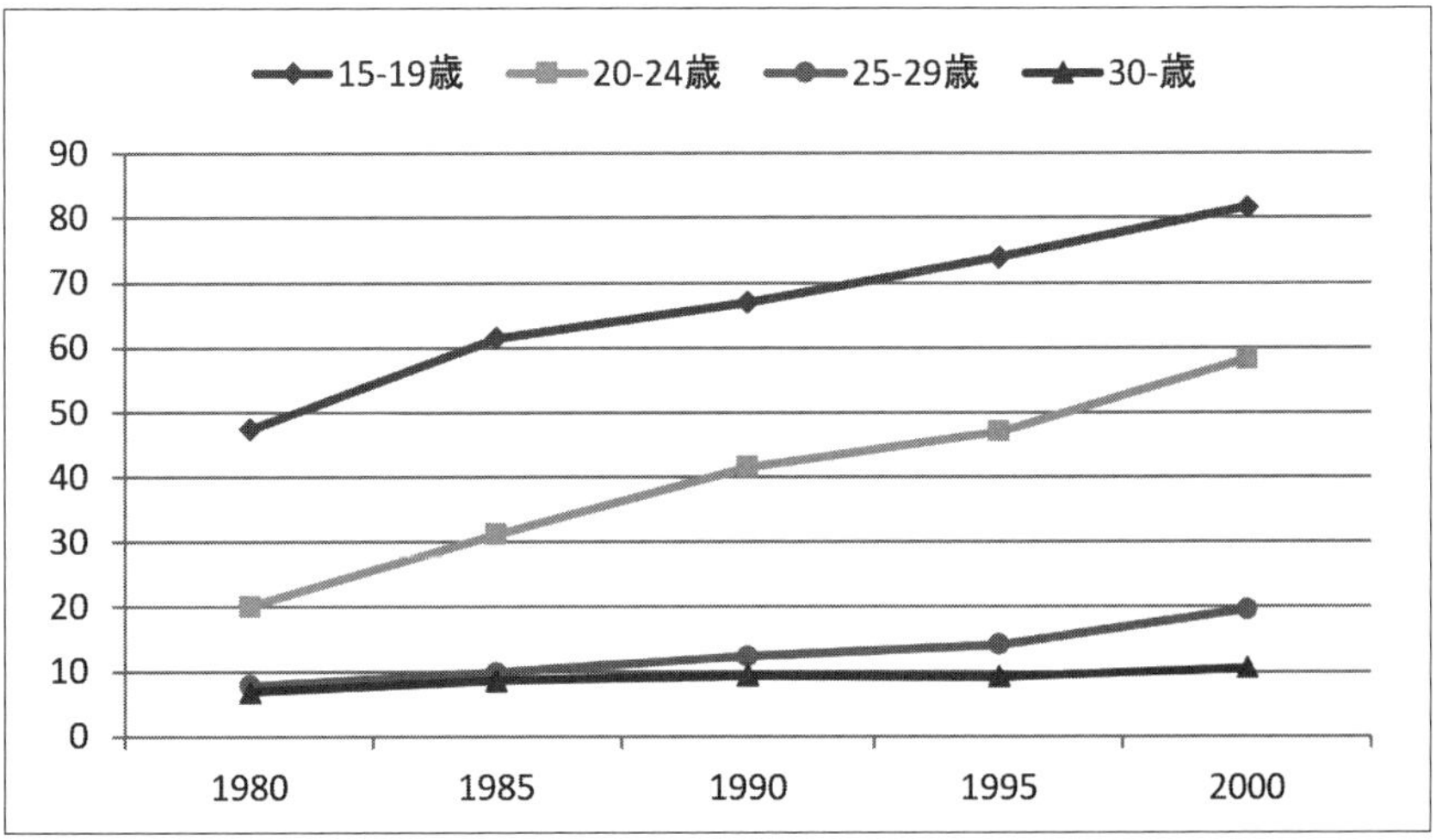

平成22年度「出生に関する統計」の人口動態統計特殊報告より（30歳以上は一まとめにした）。

った婚」を反映します。この「できちゃった婚」を婚外子という観点から海外と比較してみます。

欧米諸国は婚外子が増えている

表2に平成25年版（2017年版）厚生労働白書「世界各国の婚外子割合」から主な国々の数を抜き出しました。その割合は北欧で高く、ラテン系で低く、米国と西ヨーロッパ諸国が中間に属しています。主観的な印象ですが、自由な男女交際が背景にあることに加えて、出産後の婚外母子への様々な公的支援の充実度が関係していると推測できます。

欧米諸国もかつて婚外子は少数でしたが、ここ30年間に婚外子が著しく増えています。それに対して、日本の婚外子は0・8％から2・1％への増加に留まり、今もほとんどが婚姻関係にある夫婦から生まれます。法的に婚姻関係を結ぶと、税制や健康保険上の特典があることも結婚を推進する要因とされます。しかし、それらの特典には制限がありますし、特に就業女性にとって得られる利益はあまりないでしょう。

結婚の文化と制度は国により異なり、一概には言えません。もともと日本は、伝統的に男女交際は自由だったのですが、明治時代に家制度による縛りが生じました（**註30**）。家制度の影響がまだ強かった1970年代は結

註30：地域差はあるが、江戸後期には、仲人を介した婚姻が正式として「家」意識が庶民層にも及んできていた状況が背景にあると思われる。

表2：世界各国の出生における婚外子の割合（%）

国	1980年	2008年
スウェーデン	39.7	54.7
フランス	11.4	52.6
英国	11.5	43.7
米国	18.4	40.6
ドイツ	15.1	32.1
スペイン	3.9	31.7
カナダ	12.8	27.3
イタリア	4.3	17.7
日本	0.8	2.1

平成25年版厚生労働白書、「世界各国の婚外子割合」より抜粋。

婚時に妊娠していたのが約3％だったのに比して、元来の自由な男女交際に戻った2000年代、その数字は17％に増えました（ブライダル総研調査）。日本に「できちゃった婚」が多いのは、明治以前の自由な男女交際が復活した一方で、家制度下に強まったと思われる形式主義の影響が今も大きいからと考えられます。

なお、事実婚に人間の尊厳と基本的自由に反する問題は見当たりません。事実婚の是非は、むしろ、生命倫理的に「制度を整える是非」に置き換えられます。事実婚と法的婚姻関係に差別が生じないようにするのは社会の責任でしょう。

十代に多い「できちゃった婚」

「できちゃった婚」の内実をみると、123頁の**図**からわかるように、若年層ほど多く、それが年々増加して、2000年には19歳以下で実に82％を占めています。

若年者の結婚が悪いわけではありません。しかし、自立の準備がないと早すぎる結婚となって、若い2人に大きな負担がかかります。負担が限度を超えると、悪影響となって子や家族への虐待や遺棄につながりかねません。10代で出産して頑張ったが、シングル・マザーであったり離婚して1人になったりして、どうにもならず、子が養護施設に入所するケースが増えているとされます。

もし、望まない妊娠と出産の背景に性教育の不備があるとすれば、それらの改善を図る必要があります。関連する大きな問題に若年者の妊娠中絶があります。厚生労働省の人工妊娠中絶件数及び実施率の年次推移によると、平成24年度（2012年度）の人工妊娠中絶件数は19万6639件で、20歳未満の年齢別では19歳が7100件と最も多く、次いで18歳が5344件と続いています。成人も含めたいずれの年齢層も中絶件数は年々減少傾向にありますが、若年者での減少傾向は他の年齢層に比してわずかで、女子人口千人あたりでみても減少率は足踏みしています。

こういう数字をみれば、若年者の妊娠と中絶への対策は不十分でしょう。若い夫婦やシングル・マザー及び妊娠した独身女子への適切な手厚い支援が必要です。どういった事情があるにしても、子の福利は社会の責任です。

いまだに残る家制度の影響

家父長制の残滓《ざんし》が根強いことが、制度にのっとった夫婦関係以外のカップルやシングル・マザーに冷たい風潮に関連すると思われますので、今に残る家制度を簡単に振り返ってみます。

まず「家族」という言葉です。旧民法では、家長（戸主）以外を「族」として「戸主の家に属する人々」が「家族」となりました。今、そんな意味で「家族」を使う人はいないと思いますが、家父長制の残滓はそんなところにみられます。

家制度では、墓や仏壇を取り仕切る祭祀権は家父長（戸主）にありました。改正民法でも「系譜、祭具及び墳墓の所有権は、前条の規定にかかわらず、慣習に従って祖先の祭祀を主宰すべき者が承継する（後段略、897条）」と旧来のままです。

また、結婚後の姓は、夫または妻の姓のいずれかを選べますが、ほとんどが夫の姓になっています。夫婦別姓は単に習慣に関わる課題なので、夫婦同姓の規則を変えようと思えば理論的に問題なく変えられるはずです。しかし、２０１２年の内閣府政府広報室の家族の法制に関する世論調査によると、夫婦別姓への法改正に賛成は35・5％に止まっています（註31）。これも家制度の影響と思われます。

なお、２０１５年2月18日、最高裁第3小法廷は、夫婦同姓を定めた民法が憲法や女性差別撤廃条約に違反するとした訴訟の審理を大法廷に回しました。最高裁が大法廷を開くのは原告勝訴を示唆します。政治家の中には、それを先取りしようという動きもあるようで、明治以来の家制度の残滓の一つは消え去るかもしれません（２０１５年12月16日、原告の上告を棄却、原告敗訴。その後の同様の裁判も原告敗訴が続いている）。

「良き伝統的家族」と自由な結婚観

米国でも日本でも、特に保守派は「良き伝統的家族制度を守れ」と訴えます。ここで「良き伝統的家族」を言う側から目の敵にされる「自由な結婚観」について考えてみます。

夫婦別姓については前述のとおりです。海外には、姓を自由に決めたり、氏名を世代ごとに交替して用いたりする文化があります。同姓でも別姓でも、社会的に大きな支障は生じません。「同姓でなければ許さない」論拠は、「家制度を守る」という考え以外に見当たらないように思います。

婚姻の自由は、憲法24条の「婚姻は両性の合意に基づく」で担保されました。事実婚や婚外子の扱いについて残っていた差別は、修正されたか修正されようとしています。次は海外

註31：平成29年（２０１７年）の調査では、「夫婦が婚姻前の名字（姓）を名乗ることを希望している場合には、夫婦がそれぞれ婚姻前の名字（姓）を名乗ることができるように法律を改めてもかまわない」と答えた者の割合が42・5％、「夫婦が婚姻前の名字（姓）を名乗ることを希望していても、夫婦は必ず同じ名字（姓）を名乗るべきだが、婚姻によって名字（姓）を改めた人が婚姻前の名字（姓）を通称としてどこでも使えるように法律を改めることについては、かまわない」と答えた者の割合が24・4％であった。

でも議論があり、日本でようやく議論になり始めた同性婚についてです。

日本の先駆的取り組みは、東京の複数の区にみられます。区によっては性的マイノリティーに関する調査で、彼らへの拒否感を持つ人は少ないことを確認し、法的には認められない同性婚に「同性パートナーシップ証明書」を発行しようとしています(註32)。これは、欧米の自治体がその裁量下にある病院や刑務所の面会、通学児童の扱いなどに異性婚夫婦と同等の権利を認めたことに倣ったものです。

夫婦別姓や事実婚、同性婚などを差別する側に合理的論拠はなく、差別したい人の個人的感情を満足させるだけでしょう。「良き伝統的家族」を守りたいなら自分がそうすればいいだけで、自分の価値観を他人に押し付けるのは越権行為で倫理的に許されません。人間の尊厳や基本的自由の尊重という基本的倫理原則は婚姻にも適応されなければなりません。

日本の家制度は明治以降の文化で100年強の歴史しかありません。それに対して、婚外子は古代母系社会から長い人類の歴史があります。今日的には、自由な結婚観を妨害するのは、日本国政府も署名した国連の「生命倫理と人権に関する世界宣言」に違反します。ただ、家制度に慣らされた人にとって、それらの縛りから自由になるには時間が必要かもしれません。

註32：2015年11月5日、東京都世田谷区と渋谷区でスタート。2021年4月現在、同制度を導入している自治体は100を超えている。

カップル形成の前提――出会い

未婚の理由は、適当な相手に巡り会えないから

国立社会保障・人口問題研究所の第14回出生動向基本調査（２０１１年）によれば、結婚する意思を持つ未婚者は9割弱で推移しています。結婚に利点ありと感じるのは男性62％、女性75％でした。他方、男性の81％と女性の88％が独身に利点あると考えています。結婚への意欲はあっても、結婚しない要因は独身生活への未練以外に何があるのでしょうか。

同調査で、男性の正規雇用者は57％に結婚意欲があるのに対して、非正規雇用者は34％でした。女性は就業状況による差はありませんが、雇用状況は結婚に重要な要因です。相手に求める条件は、男性から家事と育児の能力、女性からは経済力や職業でした。

また、25歳以上で結婚しない主な理由は適当な相手がいないためで、未婚男性の6割、女性の5割が異性の交際相手を持ちません。しかし、未成年者の性行為は海外同様に増えています。日本性教育協会によれば、１９８７年で性交経験ありは中学男子1・8％、中学女子2・4％に対して、２００５年はそれぞれ3・6％と4・2％でした。高校男子は１９８７年の11・7％が２００５年には26・6％に、高校女子も9・1％から30％に増えました。他方、新成人は交際経験ゼロが47・8％（男50％、女45・7％）、片思いも含

め恋愛経験なしが19％（男16・7％、女21・3％）でした（2015年、オーネット）。

男女ともに多くが結婚意欲はあるものの、若年者における出会いと性行動は早熟とそうでない者に二分し、総体としては婚姻に至るカップル形成に難があるようです。

様々な出会い

人の出会いの背景には、〝種の保存〟という生物学的側面とそれを取り巻く文化的側面があります。変な風習も、生物学的には一貫しています。古代、出会いは生まれた集落や近隣に限られました。他方、支配階級は中央と地方を行ったり来たりします。そんな男が地方で宿をとるとき、その家の娘、娘がいない場合は主婦が男と同衾しました。この風習は多夫多妻制の一形態と考えられます。外来者は「まれびと」（註33）という〝神〟扱いされたことと、遺伝的多様性を求める〝種の保存〟本能がヒトに備わるためでしょう。

江戸時代になって人口が集中した町では、出会いが難しくなり、男女の間を取り持つ仲人が必要になります。仲人の情報から見栄えや職業、収入などの情報は得られます。しかし、そういう情報はあてになりません。そこで考え出されたのが〝お見合い〟です。はじめは、対面する見合いでなく、さりげない〝すれ違い〟だったようです。少なくとも、それで見た目はチェックできます。

庶民の見合いは、明治に入って都市部集中が加速し、地方出身者が都会に激増してから一般的になったようです。見知らぬ者が集まっている都会では、仲人が口添えする見合いが出

註33：民俗学で季節毎の祭りに他界から来訪し、人々の歓待を受けて帰る神をいう。

会いに合理的です。今、見合いが減ったのは、恋愛が自由になったためとされます。ただ、全ての人が恋愛術に長けているわけではありません。実際、「1970年代以降の初婚率の低下は、ほぼ5割が見合い結婚の減少、そして4割近くが職縁結婚（職場結婚ともいう）の減少によって説明できる」とされます（日本労働研究雑誌 No.535/January 2005）。

出会いの重要な手段である見合いも職場恋愛もだめという背景には、恋愛婚が機能しない要因が何かほかにありそうです。

カップル成立を妨げる日本社会

男女ともに働く職場であれば、そこで伴侶を見つけられます。この職場婚に異変が生じています。その要因の一つに、誘ったりすると、セクシュアル・ハラスメントとみなされることがあるようです。先ずは誘ってみなければ、断られるか否かわかりません。気に入った相手には、はじめ断られても、繰り返し誘うでしょう。ただし、その場合は、ハラスメントやストーカーと判定される〝危険〟を負わなければなりません。

繰り返しますが、付き合いたいという意図に由来する誘いは、誘われた相手が「自分は嫌だ。断る」と表明しなければ、誘った相手は「断られた」と判断できません。この状況には駆け引きもあって微妙な判断が求められますが、いずれにしても「断る過程」なしにハラスメントと判定できません。

ところが、私が受講した行政のハラスメント防止講座では、講師は軒並み「嫌な誘いはハラスメント」とだけ説明して、この大切な「断る過程」にはふれませんでした。また、各自治体の迷惑行為防止条例は、「何人も、公共の場所又は公共の乗物において、人を著しく羞恥させ、又は人に不安を覚えさせる行為を禁止する」などと規定します。主観的基準なので、「気に入った」と見つめただけで犯罪とみなされます。

こういった「断る過程」を考慮せずにハラスメントや犯罪と判定すると、人は誘う前から引いてしまって出会いを妨げること確実です。

なお、一定基準に従ってハラスメントと判定できる状況もあります。それは職場などにおけるいじめや嫌がらせで発せられる性的発言で、その場合は真摯な誘いではありませんし、「断る過程」なしにハラスメントと判定できます。前述のハラスメント講師には、このあたりが理解できていないのでしょう。

「断る過程」を過剰に重視する弊害

理解が足りないとおかしなことが引き起こされます。

その一つに、「断る過程」が過剰に重視されたことがありました。職場で管理職がいじめや嫌がらせから露骨な性的発言を女性職員に繰り返したある事例で、付き合いたいという意図を持った誘いではありません。したがって、この事例は「断る過程」なしでハラスメントと判定されます。そこで会社は事前警告なしに管理職を懲戒処分としました。それを不満とした管理職が「事前警告なしの懲戒処分は不当」として会社を訴えました。

大阪地裁は管理職の訴えを認めませんでした。ところが、控訴審で大阪高裁は「事前警告なしの処分は許さない」と地裁判決を覆しました。確かに、事前警告なしの処分は、「断る過程」がありません。しかし、管理職の露骨な性的発言は女性側が「嫌だ」と表明するまでもない顕在的なハラスメントです。それまで会社はハラスメント防止に力を入れてきたので、処分することに事前警告は要しないでしょう。最終的には、これらの論理が通じて、最高裁は会社側に軍配を上げました（２０１５年2月26日）。

ただ、私は大阪高裁が「事前警告なし」を理由に、「断る過程」を過剰に重視して男性側を勝訴させたことに懸念を持ちました。気になるのが、痴漢やレイプです。「本人の同意のない接触」は、それだけで違法な暴力です。したがって、身体の接触を伴う痴漢行為は〝断られなくても違法〟なのです。ましてやレイプにおいては、「断らなかった」とか「途中、逆らわなかった」などは加害者の自分勝手な主張で正当化できません。

ところが、「（断る必要がない状況においても）断らなければならない」という大阪高裁の考えは、「断らなかった」とか「抵抗しなかった」として和姦を主張する男の主張に通じ、ひいては加害者の言い訳を正当化しかねません。「前もって同意のない接触はそれだけで違法な暴力行為」なので、加害者は傷害罪には問われるようです。しかし、裁判官によっては「断る過程」を過剰に重視して、断らなかったとか抵抗しなかったなどを理由にしてレイプを認めないことがあります。断れない状況を強いておきながら「断ること」を重視するのは強者の論理です。弱者には配慮が求められことを知る必要があります。

米国が同性婚を認めたが

出会いや愛情に関する積み残しの課題を眺めてみます。

米国が同性婚を合憲としたニュースを紹介しましょう。同性婚に対する扱いは州によって異なり、また社会制度による違いがあること、それに対して、２０１３年6月26日米国連邦最高裁が、「自由や財産権を保障する合衆国憲法に照らして違憲」と判断し、「同性婚者にも異性婚者と平等の権利を保障する」と判定したことは、すでに述べました（96頁）。しかし、同性婚の是非自体には踏み込みませんでした。

そこで、同性婚が禁止されている州の同性カップルが「州法は差別を禁じた連邦法に違反する」と連邦裁判所に訴えました。それに対して、２０１５年6月26日、連邦最高裁は5対４の多数決で同性カップルに婚姻の権利を認めないのは差別として、同性婚を禁じる州法は違憲と判定しました。これで、同性婚が全米で認められることになります。人間の尊厳と基本的自由に照らして同性婚を禁止する倫理的根拠はないとしました。昨今の各種世論調査でも、同性婚に寛容な意見が増えていました。したがって、今回の連邦最高裁判決もうなずけます。

ただし、私は判決が僅差であったことに注目します。同性婚に反対する論拠にキリスト教があり、唯一神の「婚姻は異性間にのみ認められる」という教えに則ります。大統領の宣誓式をはじめ、諸行事毎に「聖書に誓う」ことからわかるように、米国は敬虔な宗教国家です。倫理的・法的には同性婚に決着がついたとしても、信仰を優先する人が人口の約半分を占める米国では、同性愛者に対する冷たい目はこれからも長期間続くと思われます。

恋は致死的な疾患？

恋愛には生物学的側面と社会学的側面があって複雑な現象であることを何度か記してきました。さらに、シェークスピアの「ロミオとジュリエット」を考えると、恋には命と引き替える価値があるようです。また、『千夜一夜物語』や『デカメロン』には、恋に破れて衰弱したり、果ては亡くなったりという物語が描かれています。

万葉集に8首掲載された物語を紹介しましょう。葦屋（今の兵庫県芦屋市近辺）の菟原処女《うないおとめ》は多くの若者から思いを寄せられ、中でも同じ里の菟原壮士《うないおとこ》と和泉国から来た茅渟壮士《ちぬおとこ》の二人が妻に迎えたいと激しく争いました。彼女は、母に「卑しい私のために立派な男たちが争うのを見ると、生きて結婚できましょうか、黄泉で待ちます」と嘆き悲しんで死んでしまいました。二人の男は相次いで後を追いました。人々は彼らを哀れみ、彼女を中に3人並べ松を植えて葬りました。その後、彼女の松は茅渟壮士の墓に寄っていったそうです。

幸福は精神疾患ともとらえられる

恋とは意味合いが異なりますが、幸福について、「幸福は精神病」という考えがあります（J Med Ethics 1992:18:94）。それは恋にも当てはまりそうです。

「幸福は、将来の精神科診断マニュアルにおいて『大愛情症：快楽型』という精神疾患に分類されるであろう」と提唱されています。なぜなら、幸福な人は喜びや楽しさにあふれ、極まるなら多幸症といえる症状を呈し、中枢神経系の興奮状態を伴う一連の症候群と表せるからです。しばしば認知能にも影響を及ぼします。「幸福は精神病」という概念に反対できる理由があるとしたら、「人は幸福であることを厄災ととらえない」くらいでしょう。しかし、厄災と考えるか否かは、医学的に「異常か否か」とは関係ありません。「異常か否か」は統計学的に判定することで、多くの人が幸福を求めるということは、幸福とは統計学的に「通常ではない」と判定できることを示唆するとされます。

どうでしょうか、冗談とも真面目ともとれる提唱です。
さらに、現在も継続中の住民数十万人を長期的に観察している有名な米国のフラミンガム心臓病研究の結果も示唆に富みます。それによると、幸福な人の周りには幸福な人が、不幸な人の周りには不幸な人が集まっています。

「抑うつや不安は悪、幸福は善」という文化がありますが、米国はそれが極端です。「happy pill（幸福薬）」が好きで、新しい抗うつ剤が出回る毎に、抑うつでない人々もその薬に殺到します。恋の病にも抗うつ剤や向精神薬剤が用いられますし、前述の提唱にはそういった米国文化に対する皮肉が込められているように思います。いずれにしても、恋や恋愛、結婚が生命倫理と何の関係があるのだという意見があるでしょうけど、それらは病気と命、つまり生命倫理に深く結びついています。

恋も婚姻も社会的に大切な課題

今まで記してきたように、恋も含めて婚姻は社会的に大

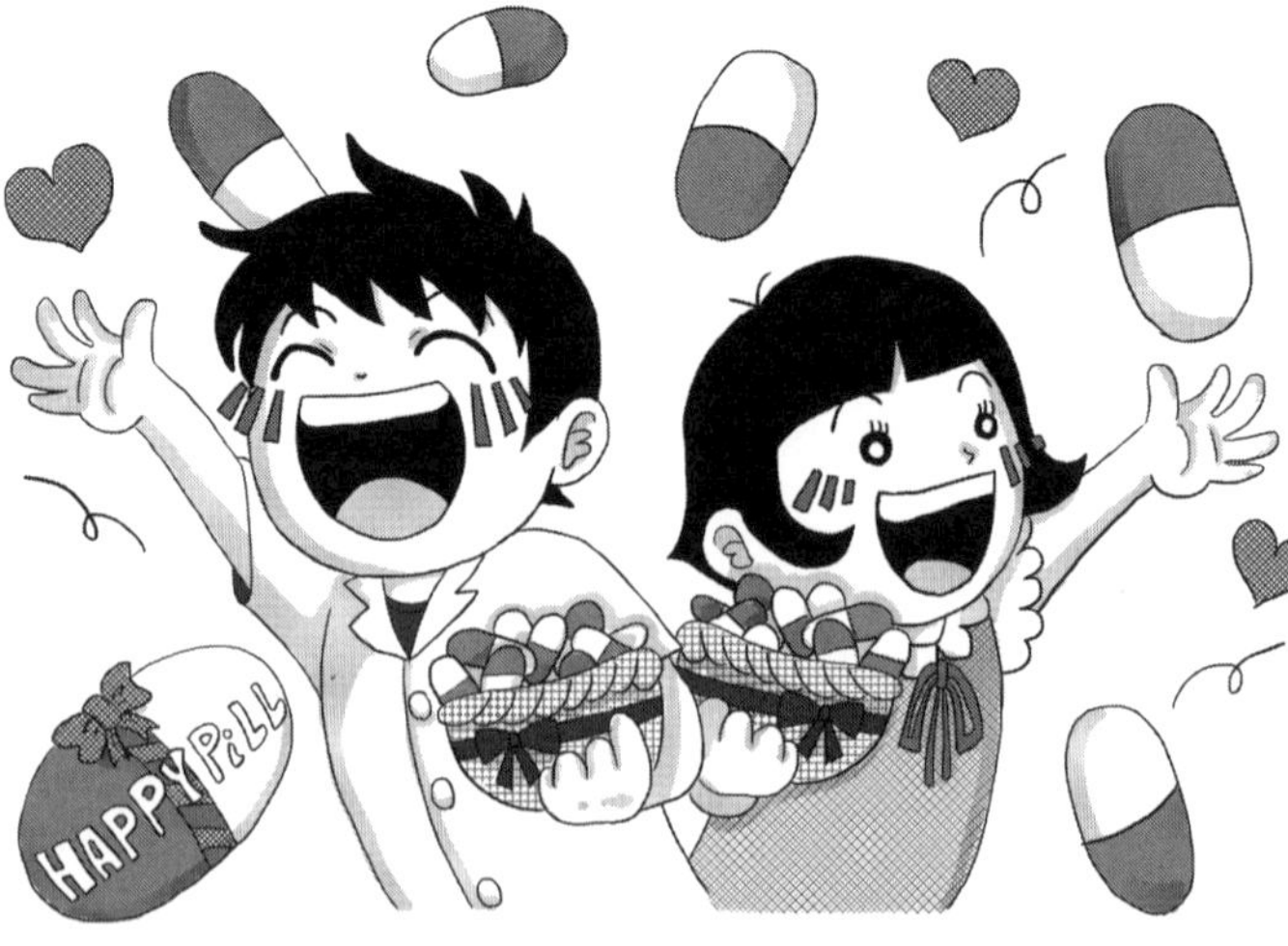

切な課題です。それを物語るかのように、米国疾病予防センター（ＣＤＣ）は「Planning for the Big Day! Wedding Health and Safety TiPS」という取り組みをしています（http://www.cdc.gov/women/wedding/）。少し前の版がわかりやすいので（ほとんど同じですし）、その「健康で安全な花嫁になるために」の内容を簡潔に紹介します。

「〝大切なこと〟なので、（これらのチェックを）結婚の予定に組み込むように」に始まって、項目では「結婚式だけでなく、生涯のことを考えておくこと」「健康的な生活、運動、食生活等々」「マリッジ・ブルー」について啓発して、「式とハネムーンについて」も助言しています。そして、「ＤＶなどを受けていないか確認せよ」「自己決定したか」と続いて、後悔のないように勧めています。それぞれの項目に難しいところはありませんが、改めて振り返ってみることが大切な人生の岐路に必要なのでしょう。花嫁（そのパートナーも含めて）が健康で幸せな生活を営んでいくことは、本人のみならず社会にとっても大事です。ＣＤＣとして取り組むのもわかると思います。

離婚

会うは別れの始まり

出会いの次は、随伴する二人の関係や婚姻などが課題でしょうけど、それらは既に扱いました。ここは、次の課題として「会うは別れの始まり」の「別れ」を扱います。ただ、生老病死に必然の「死に別れ」は後で扱いますので、ここは平常時の「別れ」です。

かつて、スピード離婚を表す成田離婚という言葉がありました。「会うは別れの始まり」は確かですが、スピード離婚は笑い事でないので、それから始めましょう。成田離婚の実数は不明ですが、人口動態統計によると、意外な実態が現れます。離婚・別居までの期間が1年未満だったのは、1950年（昭和25）に全体の17・2％あったのが2013年（平成25）は6・6％でした。つまり、スピード離婚の割合は減りつつあるのです。ただし、離婚総数が増えているのでスピード離婚の実数は年間1万5000件前後とほぼ一定です。

ちなみに、1970年の離婚総数は9万5937件で彼らの平均同居期間は6・8年、1985年の総数は16万6640件で期間は10・1年、2010年の同値は25万1378件と10・9年でした。ここ10年間の離婚数は2002年の28万9836件を頂点に2014年は推計で22万2000件と減っていますが、別居までの平均同居期間がじわじわと延びています。同居期間が35年以上で別居・離婚に至るのは、1975年が300件だったのに2010年は6193件でした。

　こうして見ると、スピード離婚より熟年離婚のほうが課題のようです。

熟年離婚の増加

　古来、中国で「老いて妻なきを鰥《かん》といい、老いて夫なきを寡《か》という。人生の寂寞《せきばく》はこれにすぎるものはない」とされました。長年連れ添った熟年夫婦が別れる理由は何でしょうか。

既に1998年（平成9）の厚生白書には、子どもが自立した後、目標を失った妻が家庭を顧みなかった夫との生活に希望が持てずに離婚を決意し、夫は家庭のため働いてきたのに理解できないといった事例が多く、夫婦間の対話や交流の欠如が招いている現象とまとめられています。「不満が積もり積もって」ということなのでしょう。

「熟年離婚」急増の契機は、多分、2007年の年金制度の変更でしょう。この変更で、離婚後は夫（または妻）の年金が分割されて妻（または夫）に渡ることになりました。この制度は社会保障の一環なので、ほぼ自動的に50％ずつ分割されます（註34）。分割の対象は収入に応じて保険料を納めた「報酬比例部分」だけなのですが、経済的な理由で離婚をためらう妻の決意を後押ししていると思われます。

　2012年の司法統計によれば、年金分割審判は1650件で、1636件は「50％」という決定でした。この権利は男女を問いませんので、ときに妻が夫に分割します。いずれに

註34：裁判で争っている事例もあり、詳しくはwww.nenkin.go.jp/service/jukyu/kyotsu/rikon/参照。

しても、熟年離婚は今後も増え続けると予想されます。

離婚の理由

前記白書によると、離婚が増えた最大の要因は意識の変化で、「相手に満足できないときは離婚すればよい」に賛成の割合は１９７０年代が男女とも20％だったのに対して１９９７年は男女とも半数を超えました。

平成25年版（２０１３年版）厚生労働白書の離婚に対する考え方をそれぞれの合計で見ると（**表３**）、女性で１９９２年（平成４）はあまり差がなかったのに対して、２００５年（平成17）は「肯定する」考え方の割合が「否定する」を大きく上回りました。一方、男性は「否定する」考え方の割合が１９９２年よりは減ったけれども、それでも２００５年の「否定する」は「肯定する」を上回りました。

内容的には、「問題のある結婚生活なら早く解消した方がよい」が離婚を肯定する意見で最も多く、離婚を否定する意見では「子どもを考えるべき」が多くありました。さらに、「自分の生き方を大切にするようになったことの反

表３：離婚についての考え方

考え方	年	全体	男性	女性
【肯定的考え】				
問題のある結婚生活なら	1992 年	29.8	24.6	34.4
早く解消した方がよい	2005 年	30.8	25.6	35.5
自分の生き方を大切にするように	1992 年	3.2	2.4	3.9
なったことの反映である	2005 年	10.6	8.3	12.7
社会における離婚への抵抗感が	1992 年	3.8	4	3.6
薄れており、やむを得ない	2005 年	4.3	4.8	3.8
【否定的考え】				
家庭のきずなが希薄になった	1992 年	7.7	8.8	6.7
ことであり、望ましくない	2005 年	8.8	11.5	6.4
子どもが犠牲になる可能性があり	1992 年	32.4	34	31
望ましくない	2005 年	25.3	28.2	22.6
一旦結婚したのなら最後まで	1992 年	15.9	19.9	12.4
努力して添い遂げるべきである	2005 年	12.3	13.8	10.9

その他、わからない、無回答は省略。平成 25 年版厚生労働白書 第２節 結婚に関する意識より。

映である」が離婚を肯定する意見で増えたことが目立ちます。離婚が増えた背景に女性の就業機会の増大が挙げられますが、それも含めて個人の生き方を大切にする社会的風潮が要因になっている可能性が高いと思います。

また、離婚裁判の有り様も影響しているでしょう。日本の離婚は当事者の合意で成立する「協議離婚」が全件数の約９割で、裁判離婚が多い欧米と異なります。かつては配偶者の不貞行為や「どちらに責任があるか」などの有責事項が争われましたが、今は破綻主義という「別居など夫婦関係がない状態が続いた場合は離婚を認める」が裁判で支持されます。裁判になっても離婚しやすくなっているわけです。

結婚と離婚は人類の文明と共に

人類最古とされるシュメル文明のウルナンム法典には、結婚と離婚に関する条文がありました（小林登志子．シュメル―人類最古の文明．中公新書）。紀元前２０９４から２０４７年頃の規則だそうです。内容は、奴隷が結婚して生まれた子の扱い、仮結婚中の他人の妻への暴行（妻が処女なら男は死罪）、不倫（女だけが罰せられた）、離婚（身分で異なる解決料金）などです。

シュメルから東西に文明が広がった東の果てに日本があります。大化の改新の際の「男女《をのこめのこ》の法《のり》」はウルナンム法典と似たような構成になっていました。「男女の法」も良男良女（自由人）と奴婢（奴隷）の間に生まれた子の扱いから始まっています。その後に続いて結婚と離婚に伴う規則がありました。

離婚制度の中身は

時代が下った養老律令には、中国から「七出三不去」という離婚法が導入されました。これは、妻を離婚できるのは「子ができない」「淫乱である」「舅姑を大事にしない」「おしゃべり」「盗癖」「焼き餅焼き」「悪い病気を持つ」の7条件の場合で、「妻が舅姑の喪を勤め終えた」「結婚後に身分が高くなった」「帰るべき実家がない」の3条件の場合は離婚を認めないというものです。

ただ、日本は男女の関係は開放的でしたから、儒教を導入しても庶民に法令は空文に終わっていたようです。江戸時代、簡単に離婚できる三行半がありました（字を書けない人は3本の線とその半分の線、計4本線を引くだけでよかった）。その簡便さゆえに、「気に入らないから夫が妻を放り出す」というイメージがあります。しかし、離縁状の雛形があって、そこには、①事書：夫の居住地と氏名、②前文：理想の夫婦とは偕老同穴の契りをした仲睦まじいこと、③離縁理由：前世の因縁から夫婦仲が不仲となったなど、④離縁の宣告、⑤夫婦の財産処分について、⑥妻の再婚許可：良い夫との再婚を願うこと、⑦扶養料の取り決め：今後3年間、妻の食費、被服費を夫が負担する、そして⑧結び：日時、などが記されます。どうでしょうか。現在の「性格の不一致」による離婚と大差ないようです。実際には、こうした離縁状の多くは、妻側に落ち度がないことを述べて、離婚を証明し、妻の再婚の自由を保障するために発行されました。当時にあっても（律令以来）重婚は禁止でしたから、夫に嫌がらせの意図があれば離縁状を発行しなかったでしょう。

明治になって西洋の文明を導入して家制度を作り上げた結果、離婚に関してはキリスト教文明の影響を受けて不自由になりました。しかし、いまだに「神が許した結婚は破棄できない」と離婚が許されない国も多い中、日本は離婚に対する人々の抵抗感は年々薄れて、社会の風潮も体制も（かつてのように）離婚に寛大になってきています。

クイズ（111 頁）の答え

クイズの「ある女性」をＡ女、その夫をＢ男とします。この２人が結婚しない（現在の法律や常識では結婚できない）ならば、現代社会でもある関係です。つまりＡ女の父がＣ女との結婚でＢ男をもうけ、その後、Ｃ女の娘Ｄ女と結婚して生まれたのがＡ女です。つまりＡ女の祖母（Ｃ女）と母（Ｄ女）は同じ男性と結婚したので、祖母（Ｃ女）の息子はＡ女にとっては父が同じの「兄」です。母（Ｄ女）にとっては母を同じにする「兄」です。

トンチクイズではありません。かつての日本では現実にありえたことであり、具体的な例では、推古天皇の両親は兄妹です。

仮年齢を入れて系図を作りました。読者の理解を助けるかなと思うからです。源氏物語でも女性は十代前半で結婚しています。相手の男性はかなりの年嵩であることも多いです。また男性だけでなく女性も複数の相手がいたりします。

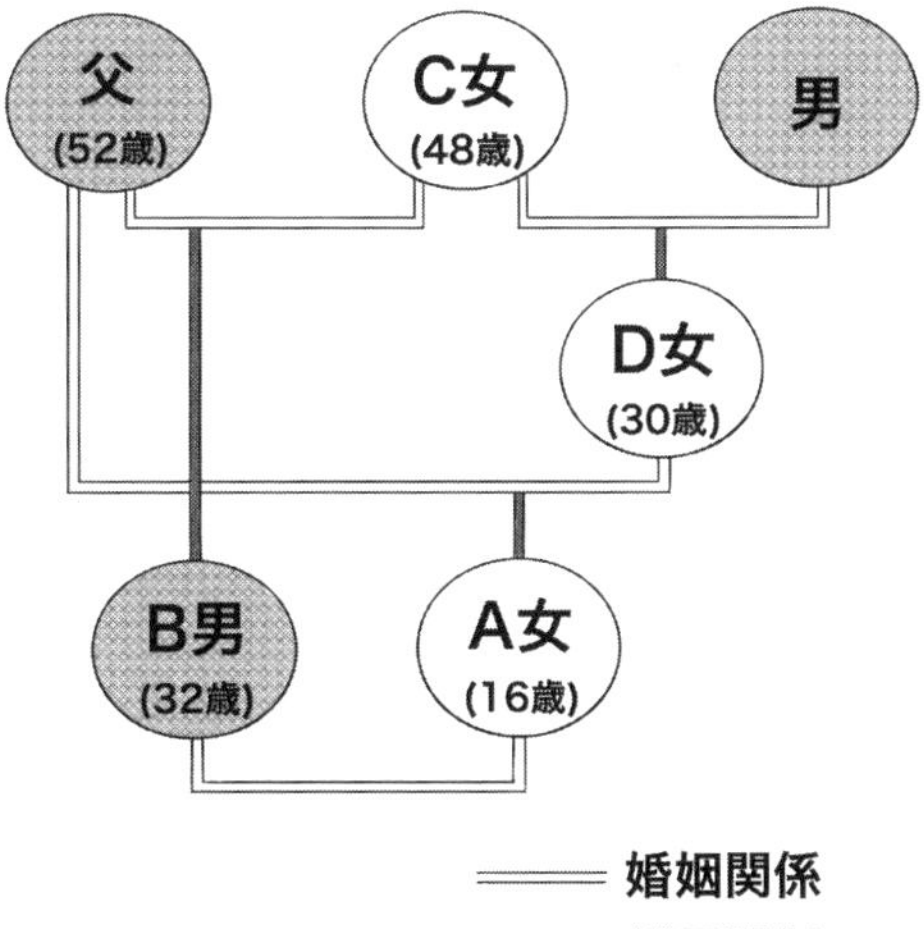

第 4 章

生まれる人間の尊厳とは

——人工妊娠中絶と生命倫理

誕生と人工妊娠中絶

婚姻と離婚についてみてきました。この章では、多くの課題がある「生」について考えていきます。まずは、「誕生」に関連する課題をみていきましょう。

いつから人になる?

誕生に関する大きな課題に、「いつから人になるのか（人とみなされるのか）?」という問いがあります。明確に分けられないでしょうけど、その答えには生物学的側面と社会学的側面があるように思います。ここで「人とは?」という問い自体が問われますが、話を進める中に見えてきますので、その答は差し置いて先に進みます。

生物学的には受精、着床（受精卵が子宮に着くこと）、生育、分娩という段階を経て、人として誕生します。いずれの段階も「人になる時期」とみなされる要素がありますが、最も重視されるのは「子宮外に出て単独で生存できること」だと思います。それは個体により幅があって特定の期間を定めるのは難しいでしょうけど、妊娠24週から28週（6か月から7か月）になるとかなりの確率で生存可能となります。米国が中絶を認めた１９７３年の連邦最高裁判決もその期間に準拠しています。したがって、生物学的には妊娠24

週から28週をもって「人とみなされる」とみていいように思います。
無論、この見解には異論が噴出するでしょうけど、個別の課題でふれていきます。ちなみに、日本の母体保護法は人工妊娠中絶できるのは「胎児が母体外において生命を保続することのできない時期」で、現行は厚生事務次官通知によって「22週未満」と定められています。

文化によって異なる「人になる」時期

しかし、実際には、「産まれて生存可能」な時期がそのまま「人とみなされる」時期とは限りません。いろいろな文化の生殖の起源に関する考えは、36頁で紹介しました。まとめますと、原始的見方には血と精液が合体して個体になるという共通点があるようです。誕生の前に母体の月経が止まる期間があることから思いつかれたのでしょう。

ユダヤの律法書、タルムードには「女が先にオルガスムに達し次に男が射精すると神は子を男にする。逆の場合は子を女にする」とあります。ただし、「(膣から)額が見えた時から人になる」と明記してありますので、ユダヤでは「いつから人になる」は議論になりません。

一方、キリスト教には神がマリアに受胎を告げる「受胎告知」という重要な場面があります。受胎告知はタルムードの伝統的考えも踏まえ、19世紀後半に受精という現象を知った宗教者によって「受精の瞬間から人になる」という考えに結びつく背景になったと思われます。

同じく絶対神を有するイスラムでは、源と血塊、肉塊という40日ずつ3段階を経た120日目にアラーが魂を吹き込むとされます。儒教では決まっていないのですが、一般には「生まれたら人になる」と考えられているようです。

日本は文化的にどうなのか

「受精の瞬間から人になる」というキリスト教的考えから中絶が激烈な議論になる米国と違い、日本では「人になる」時期について大きな議論にはなりませんでした。7〜8世紀の律令に「妊娠4か月で人の形になる」とあって、今日でも胎児死亡で検案書が必要になるのは妊娠4か月以降です。したがって、文化的に妊娠4か月を一区切りとしてよさそうです。あるいは、母体保護法の厚生事務次官通知が中絶可能時期を妊娠22週未満としたことから、妊娠22週以降「人になる」とみていいようにも思われます。

しかし他方で、生殖医療で受精卵が扱われるようになって議論が沸騰した欧米の影響を受けて、日本でも受精卵の扱いが話題になりました。そこで政府の日本総合科学技術会議は、「ヒト受精胚は、母胎にあれば胎児となり、『人』として誕生し得る存在であるため、『人の尊厳』という社会の基本的価値を維持していくためには、ヒト受精胚を特に尊重して取扱うことが不可欠」として、「ヒト受精胚は、『人』そのものではないとしても、『人の尊厳』という社会の基本的価値の維持のために特に尊重されるべき存在であり、かかる意味で『人の生命の萌芽』として位置付けられるべき」としました。つまり、日本もキリスト教的考えに従うことを決めたのです。

私は日本総合科学技術会議委員の一人と話したことがあります。彼は、「自分たちの考えは人類に普遍的である」から日本もその立場を踏襲したと言明しました。彼は、世界には多様な考えがあることを知らなかったようです。いずれにしても、「いつから人になるのか」の議論自体が、妊娠中絶や受精卵が取り扱われるようになってからのことでしょう。そのため、振り返って「この文化ではどうだったのか」と尋ねても、ユダヤ・クリスチャン文化以外は、定まった答が返って来ないと思います。

人の尊厳とは

「人の尊厳」という言葉が出てきました。「いつから人になるのか？」は、「いつから人として尊重されるようになるのか？」という問いに置き換えられます。「尊厳とは？」に始まり、この問いは一朝一夕に解決できる課題ではありません。ここでは『ユネスコ生命倫理学必修』（ＮＰＯ医薬ビジランスセンター、２０１０年翻訳・刊行）にまとめられた考え方を紹介します。硬い表現が続きますが、お付き合いください。

ユダヤ・クリスチャン文明では、「人の尊厳はヒトが神の似姿として創造されたことによって、既に決定されている」とされます。したがって、人は身体的・精神的に強い人も弱い人も、障害があってもなくても、産まれながら同等の尊厳を持っています。しかし、神が認める人の尊厳は、神に従うことが大前提でした。

西洋で神の絶対的支配が揺らぎだしたのがルネサンスです。たとえば、ジオバンニ・ピコ・デラ・ミランドラ（１４６３～１４９４年）はギリシャ哲学を復興し、「人間が動物と異なるのは自由意志」「人間の使命は道徳的変容、知的探求、最終的主体の確立の三段階を経て認識される神秘的なもの」としました。しかし、この人間の自律（自立）を主張する思想家たちは、絶対神と衝突することになって教会から迫害を受けます。

そういった時代を経て、近代思想家の「人間の尊厳」につながります。とりわけ、イマヌエル・カント

（1724〜1804年）が有名で、倫理の基本原則に尊厳を置いて、「理性的存在者は個人の自主性によって決定される無比無条件の価値を備えている」としました。つまり、人間の尊厳は外部に等価なものはなく、それ自体が究極目的なのです。

結局、個人は自分の信じる考えや行動に関して自由であり、他人と異なるからといって制限されるものではありません。そして、人の尊厳、自律性が成り立つのは、その個人が道徳的・理性的であることが前提です。したがって、責任を伴わない自律は存在しないし、責任を超えた自律は身勝手なものになってしまい、そこに尊厳はありません。

そして、人の尊厳は人権と結びつけられます。世界人権宣言（1948年）は第1条に「全ての人間は生まれながらに自由であり、尊厳と権利において平等である」と謳っています。

誕生に関する紆余曲折：米国の例

人の尊厳や自律は、自己決定のあり方を左右する大切な概念です。女性が自己決定を迫られる事態の一つが人工妊娠中絶で、その場合「いつから人になるのか」は重要な意味合いを持ちます。米国では「受精の瞬間から人になる」を理由に反中絶派の一部が中絶容認派を殺す陰惨な事態が続いています。しかし、人工妊娠中絶への強い反対が古くからあったわけではありません。

19世紀、米国で最も普及した売薬広告は「博士の婦人用丸薬、1箱1ドル。使用法説明つき。既婚婦人は用いるべからず。郵送す」でした。おわかりですね。堕胎用薬剤の広告です。米国では人工妊娠中絶は周知のことだったのです。ところが、19世紀後半から20世紀初めになって人工妊娠中絶が禁止されるようになります。

20世紀中程を描いた映画『レボリューショナリー・ロード　燃え尽きるまで』では、人工妊娠中絶が非合法化された社会で通信販売の中絶器具を用いて自分で処置する女性がヒロインでした。そういった悲惨な状況を経ながら人工妊娠中絶の是非が議論になり、１９７３年の中絶を認めた連邦最高裁判決に至ったのです。

米国小児科学会倫理指針には「妊娠23週未満は蘇生するな」とあります。生存の可能性が低く、かりに蘇生を試みても新生児に無益な介入となってしまうからです。しかし、ごくまれに超未熟児が生存することがあり、それをメディアが「奇跡」と煽り立てることから、その指針は守られない傾向にあります。さらに、２００２年に共和党政権が「出生児保護法」を作って、「生きて産まれた新生児には例外なく診療を開始しなければならない」としました。過剰医療に対する米国小児科学会の警鐘は無視されるのが実情のようです。

反人工妊娠中絶テロリズム

米国では「1秒でも命を長らえさせるのが何より優先される」生命至上主義が蠢動《しゅんどう》し、「中絶医を殺すのは正当化される」と煽動する司祭もいて、殺人などのテロリズムが後を絶ちません。当初、殺される側の医師はボディ・ガードを雇いました。そうなると、過激派はボディ・ガードごと重火器で殺したり、クリニックを爆破したりしました。

連邦政府は、１９８０年から１９９０年代にかけて対策を強化し、１９７０年導入のマフィアを取り締まるリコ法（Racketeer Influenced and Corrupt Organizations Act）を反中絶過激派に適用しました。盗聴などで過激団体を事前謀議から監視し、テロリズムを封じ込めました。しかし、反中絶派はクリニックを訪れる女性を拉致したり、ピケを張ったりするようになりました。そのため、１９９４年に連邦政府はＦＡＣＥ法（Federal Freedom of Access to Clinic Entrances Act）を作って、中絶クリニックを破壊する行為や職員に対する脅迫や嫌がらせ、ピケを張って女性がクリニックに入るのを妨げる行為を禁止しました。ＦＡＣＥ法は中絶に反対する機関の保護にも適用されます。

しかし〝一匹狼〟には事前謀議がありません。そのため盗聴などの制御策が機能しません。つまり、団体によるテロリズムは予防できても、個人によるテロリズムは予防できません。２０１５年11月27日のコロラド・スプリングス市の事件はその典型例です（**註35**）。

人工妊娠中絶の現状について

人工妊娠中絶の扱いは国や宗教、文化によって異なります。中南米の敬虔なカソリック国では、死の危機に瀕する母体が中絶で助かるとしても、一切中絶は認めません（**註36**）。それを避けるため裕福な人は外国へ行って中絶し、貧しい人は闇で中絶を受けて刑務所に入ります。レイプによる妊娠や危機に瀕した母体の場合は、特例として中絶を認める法制化の動きがありますが、遅々としているのが実情です。

他方、世界にはむしろ法制度のない国のほうが多いでしょう。そこでは、中絶するか否か

註35：米国のコロラド州コロラド・スプリングスの家族計画クリニックが一人の反中絶主義者によって襲撃され、警察と銃撃戦になり３人の死者と９人のけが人を出した。こういった反中絶過激派とその支持者には、「考えることを停止した人」という大きな特徴がある。ここに「人の尊厳、自律性が成り立つのは、その個人が道徳的・理性的であることが前提」ということを繰り返し、理解を深めるのが生命倫理と強調したい。

註36：２０２０年12月、アルゼンチン議会上院は人工妊娠中絶の合法化法案を可決。

は妊婦（及び関係者）と医師の間で決められ、ある意味、自由です。ただし、そういった国ほど、正規の医師は少なく、無資格者に頼らざるを得ません。その状況は、様々な不利益を妊婦に負わせます。中絶の是非を議論するより、それら被害を減らすほうが優先課題でしょう。

前記の状況が人工妊娠中絶に関する「不可」と「自由」の両極を形作っています。日本は両極の間に位置します。ただし、現状に至るまでには個人任せから禁止と許可の間を揺れ動きました。他の国々でも人工妊娠中絶にまつわる様々な意見が飛び交っています。全てを網羅することはできませんが、生命倫理の視点でみてみましょう。

妊娠中絶の理由

日本で、母体保護法により人工妊娠中絶が認められるのは、①「妊娠の継続又は分娩が身体的又は経済的理由により母体の健康を著しく害するおそれのあるもの」、②「暴行若しくは脅迫によって又は抵抗若しくは拒絶することができない間に姦淫されて妊娠したもの」という2条件です。件数は１９５５（昭和30）年が１１７万０１４３件で、年を追う毎に減少し２０１２（平成24）年は19万６６３９件でした。

中絶の理由について２００５年実施された成人対象の調査によると、母体保護法の条件①に該当する中絶が大多数で、条件②に該当するのはわずか数％でした（岩本美佐子、http://hdl.handle.net/10076/9255）。10代では経済的理由の他に「若すぎる」や「未婚」「学業」など若年者特有の理由もありますが、いずれにしても①項の理由が大多数と言えるようです。

２００８年に体外受精で妊娠したけれど、別のカップルの受精卵を移植されたことがわかり中絶した事例が高松市から報告されました。この場合、母体保護法の中絶容認の条件①②いずれにも該当しません。結局、実際の理由は様々でしょうけど、日本では希望すれば中絶を受けられるようです。

世界的には、「若すぎる」が若年者、「既に子がいる」が成年者の中絶の主な理由で、次いで経済的理由と続きます（Int Fam Planning Perspect 1998;24）。他には「学業」「無職」「父親不在」などですが、要は予定外の妊娠が中絶の理由となっています。また、先進諸国には出生前診断により健常胎児でないと判明した場合、「精神的または身体的に重大な危険性を避けるために」という、いわゆる胎児条項を理由に中絶する例があります。

妊娠中絶を認めない文化

旧約聖書に妊娠・分娩はヘビに誘惑された女性に下された神罰とあり、その文化の下で女性の意思は軽視される傾向にあります。ただ、バチカンの長い歴史には妊娠中絶に寛容な時期もあり、必ずしも中絶否定で一枚岩ということではなかったよう

COLUMN

アンジェラ事件：米国史上、医学的・法的に最悪の残虐行為

1987年、妊娠25週で末期肺がんと診断された26歳のC・アンジェラは緩和ケアを望み、夫と母親、担当医も彼女の希望を尊重すると合意した。しかし、病院管理者は裁判官に判断を委ねた。

病室における聴聞の後、裁判官は「彼女は24～48時間以内に死亡し、胎児生存の可能性は50～60パーセントで重度障害を負う」と理解し、かつ「胎児が生きる機会を与えられるべき」と結論づけた。その後、アンジェラは意識を戻した時に明確に帝王切開は嫌だと拒否した。しかし、裁判官は帝王切開を命令し、その後の控訴審裁判官3人も判決を支持して帝王切開が行われた。胎児は約2時間後に死亡し、アンジェラは大手術と出生児死亡の両方に直面させられた2日後に死亡した。この判断は1988年に大法廷で取り消され、判例にしないと決定された。（GJ. アナス．患者の権利．明石書店）

です。しかし、1995年にヨハネパウロⅡ世が「中絶禁止の姿勢は変わらないし変わることもない」と改めて宣言しました。

胎児を母体よりも重視する姿勢は、詰まるところ「女性は孵卵器」とみるからでしょう。「女性は産む機械」という言葉を使って、非難された厚生労働大臣がいました。そういう文化は歴史的に広く存在し、今で言う代理母を表す〝借り腹〟という言葉がありました。妾や側室も同じような範疇に入れられるでしょう。「女性は孵卵器」ならば、妊婦の権利よりも胎児が優先されます。米国では、妊婦の意志に反して帝王切開がおこなわれたり（アンジェラ事件、**コラム**参照）、胎児への輸血がおこなわれたりします。妊婦の意志に反する子宮内手術もおこなわれそうな雰囲気です。また、妊娠中に喫煙や飲酒を止められない多くの妊婦が胎児傷害罪で収監されています。

妊婦の権利と胎児

無論、「女性は孵卵器」で社会が一致しているわけではありません。たとえば、カナダで母親が妊娠中に交通事故に遭った脳性まひの子が「胎児を守る義務を果たさなかったので脳性まひになった」と母親を訴えたことがあります。最高裁は7対2の多数意見で、「胎児にそのような権利を認めると、母の自己保全権、プライバシー権、自律を侵害する」と訴えを棄却しました。

一方、妊娠継続が母胎に危険を及ぼす場合はどうでしょうか。中絶を絶対に認めない立場では、そういう事態は〝ないこと〟になっています。かりに母胎が死ぬことになっても、それは神のご意志なので問題になりません。この姿勢をとる中南米諸国は特別としても、前述のように北米でも妊婦より胎児を優先する傾向にあります。この件に関しては、米国産科婦人科評議会の「女性の自律を制限することによって胎児を保護しようとする取り組みは倫理的にも法的にも正当化されないし、妊婦の決定は尊重されなければならないと最終的に勧告する」というコンセンサス宣言が合理的で生命倫理にかなう考え方です。

他方、前置胎盤などの帝王切開が必須の状態においては人工中絶が許容される国でも、「神のご意志だ」として手術を断る女性がいます。判断能力があって手術を拒否する人に無理強いはできません。その場合、家族も一致していれば本人の希望どおりになるでしょう。また、逆に家族が中絶に賛成であれば、本人が意識不明になってから夫などを意思決定代行者に指定してその人の同意を得て中絶して妊婦の命を助けることもあります。命を助けても問題の全ては解決されませんが、こういった姑息な手段もとりえます。

主義主張とテロリズムは大きな社会問題です。多様な考え自体は人間の尊厳と基本的自由に基づき尊重されます。過激思想の背景に、「自分たちの主義主張が通らない」という鬱積があります。それに怒りが加わると、彼らは〝正義〟を果たすために暴力に走ります。そうなると、特定の考え以外を受け付けない非寛容な姿勢につながり、その頑迷な思考経路を解くのは困難です。とは言え、地道でも生命倫理的に理解を深める努力が大切と思います。

産む産まないは女性の権利

性と生殖に関する女性の権利

誕生の課題から人工妊娠中絶について、生命倫理的な視点も含めてみてきました。次は、そのまとめから始まり、関連する課題について扱います。

性と生殖に関して女性に基本的人権があることに相違ありません。ただし、現代文明は男性優位を主張するアーリア文化に根ざしており、そこから派生した一神教の強い影響下に今もあります。そのため、倫理的・法的に男女同権とされても、現実には男尊女卑の文化が主となっています。

女性の権利で議論となる人工妊娠中絶に関しては、前述した米国産科婦人科評議会のコンセンサス宣言によって、またカナダの「胎児にそのような（母を訴える独立した）権利を認めると、母の自己保全権、プライバシー権、自律を侵害する」という最高裁判決に女性の権利の存在と意義は語り尽くされています。

「性と生殖に関する健康／権利」面から

その総まとめとして「性と生殖に関する健康／権利（リプロダクティブ・ヘルス／ライツ）」に関するカイロ国際人口・開発会議（１９９４年）で採択された事項が挙げられます。つまり、「産む産まないを選択・

決定するのは女性の権利（自己決定権）で、基本的人権の一つ」であり、「中絶を選択・決定するのは当事者である女性自身で、他の人や宗教や国（法制度や人口政策など）によって侵害されてはならない」とあります。日本国政府も「平成10年版厚生白書」において、「リプロダクティヴ・ヘルス／ライツ（性と生殖に関する健康／権利）の概念を踏まえた女性の生涯を通じた健康支援と自己決定の尊重が求められている」と明記しています。

日本に求められるのは刑法にある堕胎罪を廃止することでしょう。妊娠中絶は、堕胎罪から〝お目こぼし〟で容認されている状況にあります。部分的に死文化しているとは言え、名実ともに堕胎罪を廃止することは国として世界に約束したとみなせます。しかし、残念ながら、日本は三権部門（行政府、立法、法曹界）とも堕胎罪廃止に消極的です。

元々、生殖行為に関わる個人的な事案に法律が入り込む余地は倫理上ありません。したがって、妊娠中絶を禁止したり条件を設けたりするのは、女性の自己決定を否定する不適切な仕組みです。ただ、1948（昭和23）年成立の優生保護法にあった中絶が許される条件、いわゆる胎児条項の「本人又は配偶者が精神病、精神薄弱、精神病質、遺伝性疾患又は遺伝性奇形を有するもの」「本人又は配偶者の四親等以内の血族関係にある者が遺伝性精神病、遺伝性精神薄弱、遺伝性精神病質、遺伝性身体疾患又は遺伝性奇型を有するもの」「本人又は配偶者が癩疾患に罹っているもの」が1996（平成8）年の改正で廃止され、法律名も母体保護法となり優生思想と決別したことは評価されます。しかし、国際的に認定された「性と生殖に関する健康／権利」に関する女性の自己決定の保障という面からは、日本の現状は道半ばと言えます。

優生思想・優生学について

前記の優生保護法にあった胎児条項は、「生まれてくる命の価値に軽重がある」という考え、優生思想に基づきます。その優生思想と優生学は、チャールズ・ダーウィン（1809〜1882年）の『種の起源』により、進化という概念が加わって盛んになったと言えるでしょう。

そして、その影響は科学界から一般社会まで広範囲に及びます。その一例として、エドガー・ドガ（1834〜1917年）が挙げられます。進化論を知った彼は、「自分は女を動物とみなしたことが多かった」と〝自白〟し、「動物とは？」と問われて「サルだ」と応えています（Lancet 2008;372:S14）。多分、知る人は少ないでしょうけど、ドガは〝劣等種〟として踊り子の一連の絵を描いたのです。そういった目で観ると、踊り子の表情からドガの意図が伝わると思います。蛇足ですが、このことをもってドガを貶める意図はありません。当時、そういう考えは一般的でしたから。

優生学は富国強兵の掛け声の下、19世紀から20世紀前半まで主流でした。帝国主義で強力な軍事力を備える手段として、役に立たない人を排除しようとする論拠となりました。そして、先天的にも後天的にも劣るとされた人を減らすために、彼らに不妊・断種を強いたりしました。ただ、富国強兵のための優生学ですが、戦争になるとそれら強兵ほど先に戦死する、つまり戦争は優生思想に反する行為なのです。戦争の理不尽さは、こういった面にも現れます。

20世紀後半になって、人間の尊厳と基本的人権の理念が確立されるとともに、優生思想・優生学は下火になります。優生思想に対する生命倫理的な答えは、「人の尊厳とは」に記しました（149頁）。繰り返しになりますが、宗教的には、「人の尊厳はヒトが神の似姿として創造されたことによって、既に決定されている」

とされます。世俗的には、「人間の尊厳は外部に等価なものはなく、それ自体が究極目的」であり、「無比無条件の価値」を備えているとされます。したがって、人は身体的・精神的に強い人も弱い人も、障害があってもなくても、産まれながら同等で無条件に尊重されます。

このように、今や宗教的にも世俗的にも優生思想が入り込む余地はありません。しかし、先天的または遺伝的障害を有する胎児の中絶は「優生思想だ」という批判にさらされますので、それらの点を少し考察してみます。

優生思想と「性と生殖に関する健康／権利」

優生思想とは、文字どおり「優秀な生を尊ぶ思想」で、「個人が健やかな心身を望むこと」から「優秀な人と子孫を増やして、優れた民族による社会形成を図ること」まで、その表現形は様々です。ここで、前者の「病気を治したい」「健康な子がほしい」という望みは、個人に留まるものです。それに対して、後者の「優れた民族社会にしたい」は「社会に役立たない人は要らない」と他者に向かう概念で、前記の人間の尊厳と基本的人権に反する考えに連なり、優生思想・優生学が批判される所以となります。

このように、前者と後者の目標には明確な違いがあります。しかし、現象面に遺伝性・先天性疾患を排除する共通項があり、紛糾の元となります。紛糾への対応の一つは基本に戻ることです。特定の遺伝子または染色体異常胎児の中絶に関しては、ある人は中絶しようとするでしょうし、別の人はそういった理由では中絶せずに産んで育てようとするでしょう。いずれも自己の道徳や価値観に基づいた個人の行動であり、その人個人が方針選択の責任を持ち、結果に対する責任もその人個人が負うことになります。それらに対して、他人が「障害を理由とした中絶は許されない」とか、「障害がわかっていたのになぜ中絶しなかった」などと言うのは、いずれも個人の道徳や価値観に侵入する非倫理的な姿勢です。

異なる意見に対しては、「相互尊重」という生命倫理の大原則を守る必要があります。この場合、周囲にできることは、その人が真に自己決定できるように必要十分な情報を提供すること、いずれの方針を選択しても本人の自己決定を尊重すること、そして必要な支援を用立てていくことだと思います。つまり、「性と生殖に関する健康/権利」に立ち返って、女性(妊婦)の自己決定権を尊重して支援することが倫理です。ただ、理屈どおりにいかない現実があります。

自己決定に至るまでの課題と懸念

遺伝学は、自分の子が特定の遺伝病や先天性異常を持つ可能性について情報を提供し、妊婦が詳しい情報を得てから決断することを可能にするでしょう。ただ、そこには様々な課題があり、胎児診断はその一つです。ひと頃、信頼性がないにもかかわらず、染色体異常の可能性をパーセントで出す母体血清トリプル・マーカー・テストがおこなわれました。その検査は擬陽性が多く、確定診断のために行われた羊水検査や胎盤絨毛検査で胎児に害を及ぼしたりしました。

今では新型出生前診断(NIPS)として、母体の血液から胎児DNAを抽出して胎児の染色体異常検知を試みます。日本ではNIPS陽性判定を受けた妊婦のうち75%が中絶を選択しました(日本経済新聞、2016年2月29日)。他方、英国の報告では、NIPS陽性と判定されても、中絶を選択しようとするのは約3割です(BJOG 2014;121:582)。このあたり、人々の人工妊娠中絶に対する態様と障害者に対する支援の状況などが影響しているようです。つまり、自己決定といっても、文化から有形無形の影響を受けるのが現実です。

ＮＩＰＳにも擬陽性があって科学の不確実性が存在します。先端技術の有益性の検討がないまま、人に応用されて問題を起こすことが歴史的に繰り返されてきました。障害を理由に中絶を選択する傾向が主となると、障害をあるがまま受け入れるという寛容さがあまりない社会状況をかえって助長することが懸念されます。実際、人はＮＩＰＳを知ると「妊婦はその検査を受けるべき」と考える人が増え、それだけでなく染色体異常児に否定的な姿勢をとる傾向が現れるようです（Am J Med Genet A 2016;170:375）。したがって、単に先端技術の検証を済ませればよいということではなく、常に「それでよいのか」と問い続ける必要があると思います。

病や障害を持っても、幸せに育ち生活できる社会は、どんな人にも優しい社会を意味するでしょう。つまり、障害者領域に関する視点においては、障害者支援は障害者のみが利益を受けるわけではなく、他の人々にとっても望ましい社会につながると思います。

男女産み分け

選択的な女児中絶を防ぐ試み

「男女産み分けと妊娠中絶と何の関係があるの？」と、疑問に思う人もいるかもしれません。正確には、胎児が女性なら中絶してしまうことを扱います。これは、男尊女卑文化に支配される社会にみられる現象です。

インドでは年間３００万から６００万の女児が選択的に中絶されるという報告があります（Lancet 2011;377:1921）。そして、その数は年々増加傾向にあります。また、年間１０００万の女児が闇に消えているという別の報告もあります。この１０００万と６００万の差は、裕福な人は超音波検査で判別できるので中絶を選択し、貧者は生まれたのが女児とわかってから間引いてしまう現実、つまり差し引きの４００万は嬰児殺し数と推測できます。これらの結果、インドでは子どもの男女比が10対7程度になった極端な地域があります。

インドは手をこまねいていたわけではありません。インド産科学会は医師が胎児の性別を両親に告知することを倫理指針で禁止しました。しかし、超音波検査による胎児診断で高額の収入を得られるため、倫理指針を守らない産科医がたくさんいます。それに対して、インド産科学会はお手上げのようです。また、法律で禁止しても、機能しにくいことが韓国の例でわかります。

韓国憲法裁判所の誤解

韓国も女児を妊娠すると中絶する傾向にあります。それに対して韓国政府は1987年に胎児の性別を両親に伝えることを禁止する法を制定しました。これで父母は胎児の性別を知ることができなくなり、選択的中絶をなくせるはずでした。

しかし、法を守らない人や医師が出現するのは世の常です。胎児の性別を知らせる違法行為が罰せられたり、免許停止の処分を受ける産科医が現れたりしました。それらに関与した人たちが「性別を知らせることを禁止する法は憲法違反」と訴え出たのです。

訴えを受けた韓国憲法裁判所は、「両親への胎児の性別告知禁止法は違憲」とし、「両親は胎児の性別を知る権利がある」と2008年に判定しました。「胎児の性別告知禁止は、性別を理由とした人工妊娠中絶を防止し、性別比の不均衡を解消するうえ、胎児の生命を保護するという面から正当性は認められるものの、中絶が不可能な妊娠後半期まで全面禁止するのは行き過ぎ」というものでした。

もっともらしい判断ですが、その法は違憲とされたことで早期の性別告知も可となって、選択的に女児を中絶する道を再開したことになります。倫理や法が人の欲に勝てないことを示したのかもしれません。

韓国の憲法裁判所は生命倫理を誤解していますので、少し掘り下げます。

『ユネスコ生命倫理学必修』(NPO医薬ビジランスセンター、2010年)に示したとおり、人間には尊厳と基本的自由があり、それが生命倫理の源です。「人間の尊厳と基本的自由」から、「知る権利」や「自己決定」「文化の多様性尊重」などの生命倫理諸原則が導き出されます。つまり、「人間の尊厳」は「知る権利」より〝上位〟にある倫理原則なのです。

「女児だから中絶」という考えは、「文化の多様性尊重」などの諸原則には合致するかもしれません。しかし、女児の命をないがしろにすることは「人間の尊厳と基本的自由」に反するうえ、「差別禁止」の倫理原則にも抵触します。したがって、「知る権利」を根拠に「胎児の性別告知を禁止することは違憲」と判断したことは短慮でした。

妊娠後半期まで全面禁止するのは行き過ぎ、か

確かに、「中絶が不可能になる月齢まで性別告知は禁止、妊娠中絶できなくなった時点で女子と知らせていい」としている国があります。しかし、男尊女卑の文化をそのままにして「中絶できなくなったから知らせる」では、「待たされた」うえに「無理に産まされた」という考えにつながりかねません。そうなると「生まれるはずでなかった女児」という烙印が押されたりするでしょう。つまり、性別を知らされなかった場合よりも強い緊張を親子の間に生むことになり、親子関係に不利益をもたらすでしょう。事実、男尊女卑の文化が著明なインドでは、膨大な数の嬰児殺しにつながっています。

男女差別のない国や社会なら「中絶が不可能になる月齢まで性別告知は禁止」でいいのかもしれません。しかし、それなら性別告知は元々不要でしょう。「中絶が不可能になる月齢まで性別告知は禁止」は、一見、合理的のように思えるかもしれません。しかし、様々な課題は残されたままで、インドをみてもわかるように、かえってひどい状況に至ったり、男尊女卑の社会現象を助長したりします。

日本も胎児の性別告知は倫理指針で禁止

日本では、受診毎に超音波による胎児の写真を渡し、性別を知らせる産科医が多いようです。しかし、日本産科婦人科学会は指針で「例外を除いて胎児の性別の告知を禁止」しています。たとえば、「出生前検査と出生前診断」に関する倫理指針は、「重篤なX連鎖遺伝病のために検査が行われる場合を除き、胎児の性別を告げてはならない」と明記しています。

それに対し、「性別告知を禁止する理由がない」とか「どうせ守られていないから容認しよう」という考えもあるようです。性別がわかれば、出産後の準備に有用だという意見もあります。「両親には知る権利がある」と主張する人もいます。しかし、性別告知は人類の歴史から見れば、ごく最近の新技術であることを知る必要があります。性別というありふれたことなので、それが新奇な技術に外ならないことに思いが及ばないのかもしれません。正直、遅すぎた観がしますが、最先端技術であることを念頭に胎児の性別告知に関する議論が必要です。

「知る権利」に関しては、人類はほんの少し前まで〝知らず〟に対応していたのです。「胎児の性別を知る権利」は新しく、そ

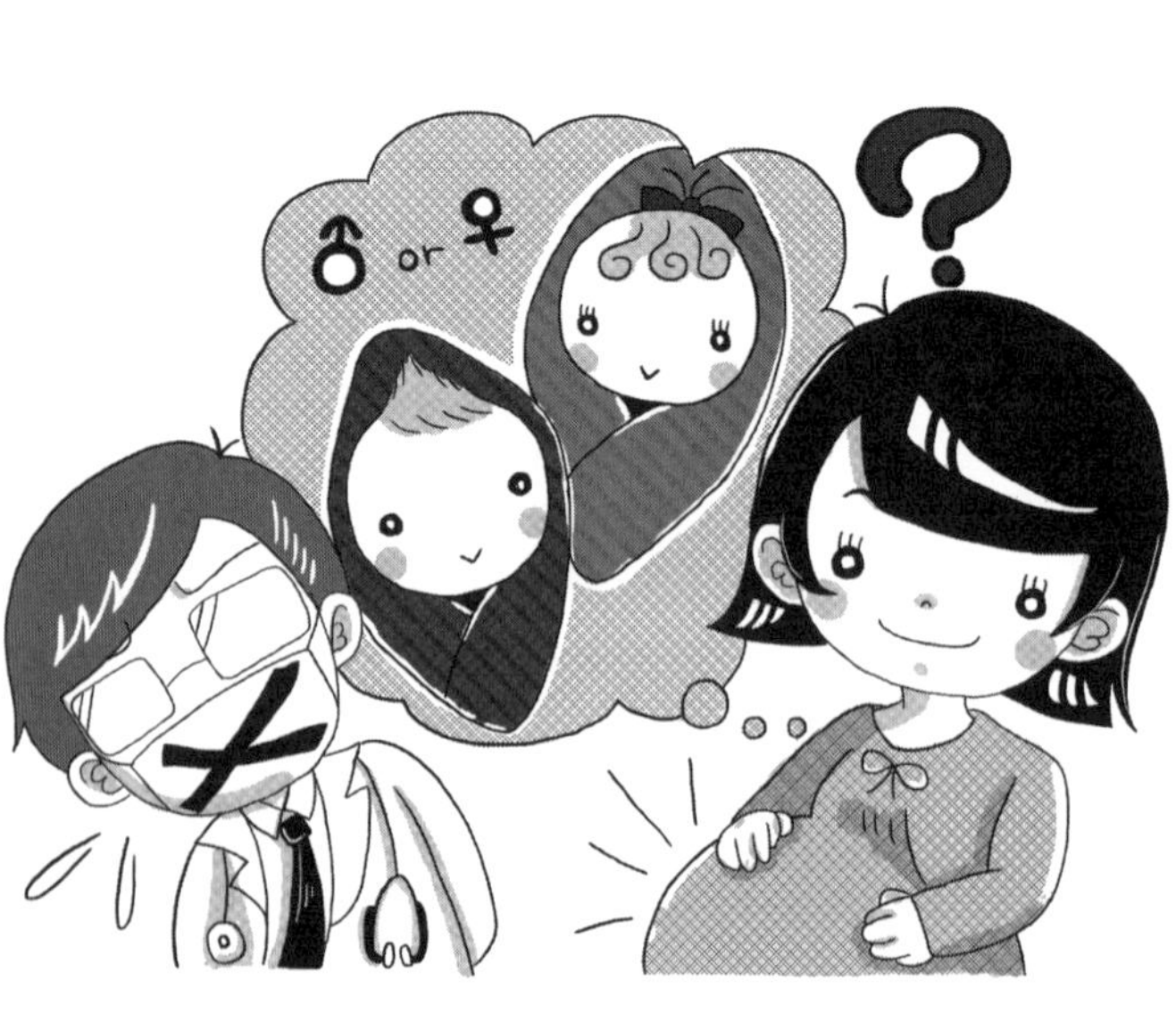

の是非に関する議論を閉め出すほど強固な基盤を持っているとは考えられません。また、「守られていないから容認」は、「赤信号、みんなで渡れば怖くない」式で、生命倫理にかなう考え方ではありません。

胎児の性別を知りたい人もいれば、知りたくない人もいるでしょう。「胎児の性別を告げない」というのは「性別で一喜一憂しないように」と「上から目線」的な考えがあることは確かでしょう。しかし、男尊女卑文化が根強い国々の状況を見ると、この最先端技術の意味合いを見極める必要があると思います。現在の日本はインドや中国、韓国と異なるかもしれません。しかし日本においても、いまだ男女差別がなくなったとは言えません。したがって、父権主義的と言われようと、妊娠中に性別は伝えないという現行の倫理指針が適当だと思います。

人工妊娠中絶をした女性へのケア

大切な人を失った人は大きな喪失感に襲われます。性差別やその他の事情によって中絶を選択せざるを得なかった場合でも同様でしょう。今でこそ、悲嘆ケア（グリーフケア）として、ケアの対象とされるようになりました。しかし、少し前までは、「早く忘れなさい」などと、喪失者を逆なでするような対応が一般的でした。

そんな中、自然流産した女性の悲嘆が取りあげられて、『誕生死』（三省堂、２０００年）や類書が刊行され、理解とケアが進んでいます。しかし、人工妊娠中絶には、まだまだネガティブな視線が強いように思います。しかし中絶を受けた女性への調査をしたところ、彼女たちにはストレスがなかったという報告があります。しかし、推測ですが、中絶した女性は後悔などから思いを内在化してしまって、調査に本音は現れないと思われます。こういった研究は、スティグマ（註37）を助長して、一人悩む人に厳しい姿勢につながりかねません。

妊娠中絶を防ぐには、事後避妊薬（緊急避妊薬）の提供、不妊をはじめとする性教育、特別養子縁組など、望まない妊娠への対策などが必要でしょう。しかし、中絶を減らそうとする対策は、他方ではそうしなかった女性を責めることにつながります。世界には、医療の中で中絶だけ特別扱いされたり、適切な医療を提供されず命を危険にさらしたり、医療資源が貧弱ゆえに待たされたり、適切な鎮痛を与えられなかったり、上から目線の対応をされたり、さらには関わる医師さえ差別を受けたりする現状があります。「性と生殖に関する健康／権利」という基本から総合的な対策が必要と考えます。

人工妊娠中絶に関しては、摘出された胎児組織の利用などほかにも様々な倫理課題があります。海外では法整備されて胎児組織が研究に使用されたりしていますが、日本では議論さえ進んでいないのが実情です。

組織利用の領域では中国が有名で、脊髄損傷や神経筋疾患への応用が世界的ビジネスとして稼働し、四肢麻痺で中国へ行った患者が歩いて帰国したと話題になり、世界中から患者が殺到しています。その真の有効性は不確かなままで、こういった領域の倫理的課題は山積みです。

註37：元々は奴隷や犯罪者であることを示す刺青などの肉体的刻印のことを指す言葉であったが、転じて他者や社会集団によって個人に押し付けられた負の表象・烙印といった意味で用いられる社会心理学の用語。ギリシャ語で、奴隷や犯罪者の身体に刻印された徴（しるし）の意。

第 5 章

生殖補助医療

——生命倫理より技術が先行

道徳を法律にする危なさ

道徳と倫理の狭間で

ここからは生殖補助医療を扱います。課題が多いので話題が飛ぶことをご容赦ください。まずは、妊娠中絶に関連した積み残しの倫理的課題です。

道徳と倫理の基本は序章に示しましたが、具体例のほうがわかりやすいでしょう。たとえば、「自分と異なる道徳（思想信条）を持つ人は殺す」と、殺人を実行する人が世界にはたくさんいます。他方、社会は、それを「犯罪」として取り締まります。つまり、「個人が信奉する道徳」を最優先すると他人に害毒を及ぼしたりするので、それを阻止するため道徳より上位に置かれる倫理を社会の規範（ここでは法律）としています。

そうなると、「個人が信奉する道徳」を法律に組み入れれば、人々にその特定の道徳を押しつけられます。特定の道徳的信条を押しつけるのは非倫理的ですが、その実例に妊娠中絶問題に関して米国が策定した法律があります。

特定の道徳を押しつける画策

レイプ被害者が避妊を要する場合を想定します。彼女は72時間以内に緊急避妊薬を飲む必要がありますが、状況によって、緊急避妊薬を得られる薬局は一つしかない場合があります。他に代替手段がない状況で薬剤師が特定の宗教・道徳観を理由に処方を拒否したら、被害者に必須の薬剤が届かなくなります。実際、米国で生命至上主義を信奉する薬剤師が緊急避妊薬の処方箋受付を拒否したことがあります。その薬剤師は「思想信条を理由に患者を差別した」と処罰されました。

そういった生命至上主義者が罰せられないように、ブッシュ・共和党が連邦法の修正を画策しました。欧米では、様々な領域で良心的忌避が認められます。ブッシュは退陣直前の２００９年1月、良心的忌避連邦法(Federal Conscience Law)に提供者良心規則(Provider Conscience Regulation)を追加し成立させました。

この修正には、「医療者、施設、団体、組織、雇用者、被雇用者、他いかなる人も道徳的・宗教的信念に反する医療行為を求められない」「良心的忌避を理由とする業務差別は許さない」「反対を理由に業務から外せない」「良心的忌避に説明責任はない（表明するだけでよい）」「緊急性を問わない（母胎危機にも拒否してよい）」とあります。つまり、前記の薬剤師の行為が違法でなくなったのです。

この法改正は反中絶を意図しています。しかし、全ての医療が対象なので、個人的に気に入らない医療行為は中絶と限らず停止させることが可能となります。米国の医療界は何が起こるか固唾を呑んで見守っていますが、特定の道徳を押しつける姿勢や法律は非倫理的です。何せ、禁酒法を作るお国柄です。他にも「進化論を教えた教師は刑務所送り」など特定の信仰に基づいた法律が州によって存在します。それもこの国のパワーの源なのかもしれませんけど。

超高齢出産

偽装から真の超高齢出産へ

出産の話題に戻ります。高齢の方々は、学校に叔父叔母関係（他方からは甥姪関係）の生徒がいたのを経験していると思います。かつては日本でも若くして子を産むのは珍しくありませんでしたので、その女性の母親もまだ出産年齢です。それぞれの父母が親子関係にある二世代が同一クラスになったりしたのです。

中には閉経後の超高齢出産もあったようです。けれども、それら超高齢出産はほとんどが偽装によるものと考えられます。つまり、未婚の娘の出産を隠すため、娘の母が自分の子と偽装して出生を届けたのです。医師はそれを知ったうえで、出生届の偽装に手を貸していたのです。

医師が偽装に手を貸さなくなったためでしょう、しばらく超高齢出産はみられませんでした。ところが、それが再び生じています。生殖補助医療を利用した閉経前後の女性による真の超高齢出産です。たとえば、2001年1月4日の朝日新聞には「56歳で初産、54歳で双子」という記事がありました。前者は、「仕事が一段落したので、人生の締めくくりとして子どもを産んで育てる」と、閉経した女性が渡米して第三者卵子提供による体外受精で妊娠し、東京慈恵会医科大学附属病院で初産したニュースです。また後者は、

50歳過ぎから渡米して治療を重ね、4回目で成功して1998年に山形大学医学部附属病院で双子を出産したそうです。その報道時点で、前出の慈恵会医科大病院には1997年以降、閉経前後に渡米して卵子提供を受け体外受精によって妊娠し、帰国して出産した事例が9例（8例は初産）あったそうです。

女性の生活史に新しい選択肢？

超高齢出産は広がりつつあるようです。1991年、米国では先天的子宮欠如の娘に代わり、娘の母が娘夫婦の体外受精卵で代理出産したと報告されました。つまり、「祖母が孫を産む」という自然界にない事態を人為的に作り出したのです。

この「祖母が孫を産む」という事象は続きます。1996年英国では、先天的に妊娠できない娘に代わり、その母が娘夫婦の体外受精卵で代理出産しました。その後も、子宮摘出した娘に代わり、その母が代理出産したという例がありました。2004年インドでは、子宮発育不全の娘に代わり、義理の母が代理母になった例がありました。

いずれも、娘夫婦が代理母を見つけられず、親族の母がその役を買って出たものです。中には、「他人の代理より実母の自分のほうが適している」として代理出産した例もあります。

当初は、身体的事由を抱える娘のために代理母となる超高齢出産でした。ところが、それが一般女性にも広がっていきました。そして、生殖補助医療による超高齢出産は、女性の生活史に新しい選択肢を増やしたとされます。

「仕事も、子育ても、自分の時間も自分で選ぶ」ところから、仕事や余暇を満喫した後の目標に子育てを選ぶ〝女性の新しい生き方〟として推奨する意見があります。具体的なデータは不明ですが、自立して仕事を成し遂げた女性が子を持ちたいと思うことは珍しくないそうです。今まで、そういった女性は子を持てませんでしたが、生殖補助医療によって可能になったのです。「新しい選択肢」と言われるゆえんです。

ある程度の高齢初産は、女性が社会進出して活躍するに従い増えて当然です。実際、初めの子を持つ平均年齢は1950年の24・4歳に対し、2018年は30・7歳でした（内閣府、令和2年版少子化社会対策白書）。以前は初産の平均年齢が1歳上がるのに10～20年かかりましたが、ここ10年ほどで2歳上がっています。つまり、高齢出産は珍しいことではなくなり、それとともに超高齢出産も受容される土壌が培われてきたのでしょう。そこに生殖補助医療技術があるのですから適用されるのは当然です。

超高齢出産は社会全体の課題

ただし、新奇なことだけに様々な議論があります。生殖補助医療の倫理的課題は置いておき、超高齢出産に伴う課題をみてみます。「祖母が孫を産む」という事象に関して、生物学上の世代の混乱、ひいては社会の混乱をきたすのではないかと、多くの人が違和感を持ちます。当事者の「自分たちだけの問題だ」「誰にも迷惑をかけていない」という主張を直接的に否定するのは難しそうですが、それで片が付くような簡単な問題ではありません。

親子関係をどうするのかで社会的にかなりの影響があります。祖母が産んだ子は、子に相当するのでしょうか、孫に相当するのでしょうか。家族が別れることだって想定されます。そのとき、誰がその子の面倒をみるのでしょうか。また、相続をどうするのでしょうか。相続法では、胎児にも権利があるので状況によってはさらに複雑になるでしょう。

今の日本人は、ＤＮＡ上の親子関係を重視するようです。しかし、法律では産みの母が母となるので、ＤＮＡで親子関係を決めるのであれば、法改正が必要でしょう。出生による差別は許されませんので、通常分娩で生まれた親子関係にもＤＮＡ鑑定が必須になります。その他にも不測の問題が生じるでしょうし、「祖母が孫を産む」には未解決の課題が待ち構えています。

先端医療技術によって生じた「新しい選択肢」には不明のことが多く、ある種の社会実験です。超高齢出産には親子関係の他にも、分娩の負担、産まれた子の先天異常や各種発育不全の増加、卵子提供者への影響、分娩者や産まれる子への様々な影響などが考えられます。

子育てにも課題がありそうです。両親は高齢なので、子どもといっても孫の面倒をみるようなものでしょう。「孫の面倒をみるのは楽しく嬉しい。しかし、それは短時間ならの話、その状態が長く続くのは苦痛だ」という高齢者の率直な感想があります。

晩婚化は女性のキャリア形成に伴ったので、若いうちに産めというのは無理な話です。それなら、社会実験に伴う課題も含めて家族計画の一環としてとらえ、社会全体として支援を考える必要性があると思います。代理出産を依頼する場合に伴う様々な課題の調整もその一つでしょう。卵子や受精卵保存も議論されています。いずれにしても、超高齢出産は人為的です。多くの未解決の課題について社会実験として経緯を見守る必要があると思います。

子宮切除などで妊娠できない女性には子宮移植という手段があります。ネズミでは子宮移植から無事出産にまで至っています。実際、サウジアラビアではヒトで子宮移植が行われました。ただ、理由は不明ですが、１００日後に摘出されました。子宮は懐胎という機能を持つので、単なる臓器移植では済まないのかもしれません。生殖補助医療には医科学面にも生命倫理面にも課題は数多くあるようです（註38）。

註38：２０２１年7月8日、日本医学会の倫理検討委員会は「子宮移植」の臨床試験の実施を容認する報告書をまとめた。慶応大学で実施に向けての準備が進んでいる。

卵子をめぐる問題

結婚に適齢期がある？

「結婚適齢期なんて、生命倫理と何の関係があるの？」と思われるでしょうが、様々な課題があるのです。たとえば、3章で早過ぎる妊娠の問題を扱いました（123頁）。そこでは、自立の準備がないと、望まない妊娠で早過ぎる結婚となって若年者に大きな負担がかかること、その人たちを責めるのではなく社会が手を差し伸べる大切さなどを指摘しました。ここでは、早過ぎる結婚という視点から、そもそも結婚に適齢期があるのかをみてみます。

日本の民法では男18歳以上、女16歳以上で結婚できます（註39）。上限はありませんが、35歳以上は婚姻率が著しく下がるために、人口動態統計は男女とも20～34歳を結婚適齢期としています。一応、それらの数字をもとに話を進めます。

この「男18歳、女16歳」は、明治民法の「男17歳、女15歳」を反映したものと思われます。そして、その元は唐に学んだ法令で、養老律令（718年編纂）に「男15歳、女13歳」とありました。当時（702年時点）、出生児の平均寿命は28～33歳、死亡率が高い新生児期を乗り越えた満5歳児の平均余命は34～37歳（これらに5歳を足すと寿命になる）とされます（ウ

註39：2018年6月、民法の一部改正により成年年齢が20歳から18歳に引き下げられたことに伴って、女性の婚姻開始年齢を18歳に引き上げ、男女同一となった。施行は2022年4月1日から。

ィキペディア：近代以前の日本の人口統計、２０１６年9月9日アクセス)。したがって、当時「男15歳、女13歳」は決して早婚ではなかったのです。

このように、古の早婚は平均寿命の短い人類の必然的な社会現象でした。そう考えると、平均寿命の伸張という生物学的背景がある現代では、晩婚化になるのもうなずけます。次は結婚の適齢期と晩婚化の課題ですが、その前に早婚に付随する大きな問題に寄り道します。

現代の早婚の問題

早婚の当事者は、まだ自立していないことが多く、それは特に女子に当てはまります。アフリカやアラブ、ペルシァのイスラム社会では、地域によって10歳以下で結婚させせられたりします。イスラム法(シャリーア)では女子は9歳から結婚可能で、男子も13歳程度で結婚可能となり、イスラム世界の一部では現在もその基準を通用していることが背景にあります。実際には、夫は富裕な成人や高齢者が多く、女子にとって「売られた花嫁」、つまり強制結婚となるのが実情です。

この女子の強制結婚について、１９５７年発効の国際連合の奴隷制度廃止補足条約は、必要に応じて適切な婚姻の最低年齢について定めることを求めています。つまり、早すぎる結婚はある種の奴隷制として、対応を求められているのです。しかし、強制力がないため、無視されているのが現実です。

日本は、この条約に署名も批准もしていません。こういった人権に関する課題に日本は無関心です。その背景に、女子への虐待や不当労働行為に甘い日本社会の男尊女卑と強い者勝ちの文化があることを否定できないと思います。

卵子も老化する

結婚適齢期を話題にした理由に、卵子の老化があります。２０１２年２月14日放映「ＮＨＫクローズアップ現代」の「産みたいのに産めない～卵子老化の衝撃～」は衝撃的だったようです。放映後、様々な意見が噴出しました。現実に、卵子は産まれたときから既に女児の卵巣の中にあり、精子と異なり新しくは作られません。したがって、卵子は年を経るほど年をとり、排卵毎に数は減ります。要するに、卵巣と卵子は老化します。

女性の生殖能力は、妊孕力《にんようりょく》と呼ばれます。日本受精着床学会が「女性の生殖至適年齢は18～30歳」と発表したことがあります。その情報元は「生殖至適年齢は18～30歳。41歳になると妊孕力はほぼ停止する」という研究報告です（Hum Reprod 1992;7:1342）。他にも同じ様な報告があり、多少の年齢の違いはあっても、生物学的妊孕力は動かしがたい現実です。たとえば、日本産科婦人科学会によると、不妊治療で子どもが産まれた割合は35歳で17％だったのが40歳では８％と大きく下がります。体外受精や顕微授精などの成果をみても、妊娠率や出産率は年齢とともに低くなります。高度な不妊治療技術も卵子の老化には対応できていません。

卵子の若返りを図る生殖補助医療技術

卵子の老化は避けられないとしても、コラムにあるようなミトコンドリアの加齢が老化なら若いミトコンドリアを移植すればいいと思いつきます。人体の細胞全てに移植することは困難ですが、卵子は一つなので手段は考えられます。

１９９０年代は卵子の老化対策として、人工授精の際に精子とともに若年者の卵子の細胞質を卵子に注入しました。しかし、卵子へ他者の外来物を入れることの是非から米国食品医薬品局（ＦＤＡ）が待ったをかけ中断していました。そして、卵巣に幹細胞が発見されてから、その幹細胞から新たに若い卵子を作り出せる可能性が出てきました。この方法なら自分の卵巣細胞を利用するので、他者からの移植に伴う様々な倫理的問題はすり抜けられます。

ただし、新たに若い卵子を創るのは難しいようです。そのため、卵巣の幹細胞を利用するといっても、実際には「卵巣の卵子前駆細胞からミトコンドリアを抽出し、体外受精の際に精子とともに卵子に注入する」という技法です。日本産科婦人科学会の倫理委員会は２０１５年12月、自分のミトコンドリアなので問題は少ないと臨床研究を容認しました。

そして、２０１６年4月1日には大阪の某クリニックから「ヒトＭＩＩ期卵子への卵母細胞前駆細胞由来ミトコンドリア注入」対象は「不妊症」としてＵＭＩＮ臨床試験登録システムに掲載されました。それに関する報道が「〔不妊治療〕「卵子の若返り」？で2人妊

COLUMN

ミトコンドリア　と　ミトコンドリア病

ミトコンドリアは細胞内で核の外の細胞質に存在する小器官で、卵子由来なので母系で維持される。ミトコンドリアは生体エネルギーを生みだす機能を持つので生物の生存に欠かせない。その機能の維持を図るのがミトコンドリアDNA（mtDNA）で、mtDNAの加齢が生体の老化となる。mtDNAの老化は、mtDNAの複製ミスの積み重ねによるので避けられない。つまり、エネルギーが枯渇して死に至るのが細胞（生体）の宿命である。

ミトコンドリア病とは、ミトコンドリア機能の障害による病態を総称する。エネルギー産生の障害が病態で、全ての臓器の生物学的機能が影響を受ける。症状は多彩かつ程度は様々で診断は難しい。治療は各臓器の保護を図ることで取り組みが続けられている。

娠　国内で初手法」（２０１６年８月29日、毎日新聞）の記事です。それによると、「今年２月から27～46歳の女性25人を対象に卵巣の細胞を採取。うち６人でミトコンドリアを注入した受精卵を子宮に戻し、27歳と33歳の２人が妊娠した」とあります。しかし、妊娠した２人は「卵子の若返り」を要する年齢ではありませんし、何のための臨床試験か困惑させられます。いずれにせよ、ミトコンドリア移植の有効性がわかる臨床試験ではありません。高額費用に見合うか否かも含めて、これからの課題でしょう。

ミトコンドリア置換療法

卵子の若返りを図る手段のもう一つがミトコンドリア置換療法と称される技法です。これは、不治のミトコンドリア病に悩む女性に健常女性のmtＤＮＡを提供して、生まれる子のミトコンドリア病を克服しようとする試みです。実際には、健常女性から卵子の提供を受けて、その提供者（ドナー）の卵子から核を取り除きます（紡錘体移植法、**註40**）。その核のない卵子に、受容者（レシピエント）となるミトコンドリア病の女性の核だけを移植します。その合成した卵子を受容者の夫の精子と体外受精して妻の子宮に戻します。こうして夫妻は自分たちの核ＤＮＡを持ちつつ（夫妻の血統は守られ）、第三者の健常なミトコンドリアを保有して妻のミトコンドリア病は遺伝していない子を得られます。

この「３人の親」計画と称されるミトコンドリア遺伝子治療について、２０１５年２月、英国下院はミトコンドリア病に悩む人々への同情に満ちた90分間の討論の後に３８２対

註40：前核移植法もある。次頁のイラスト参照。

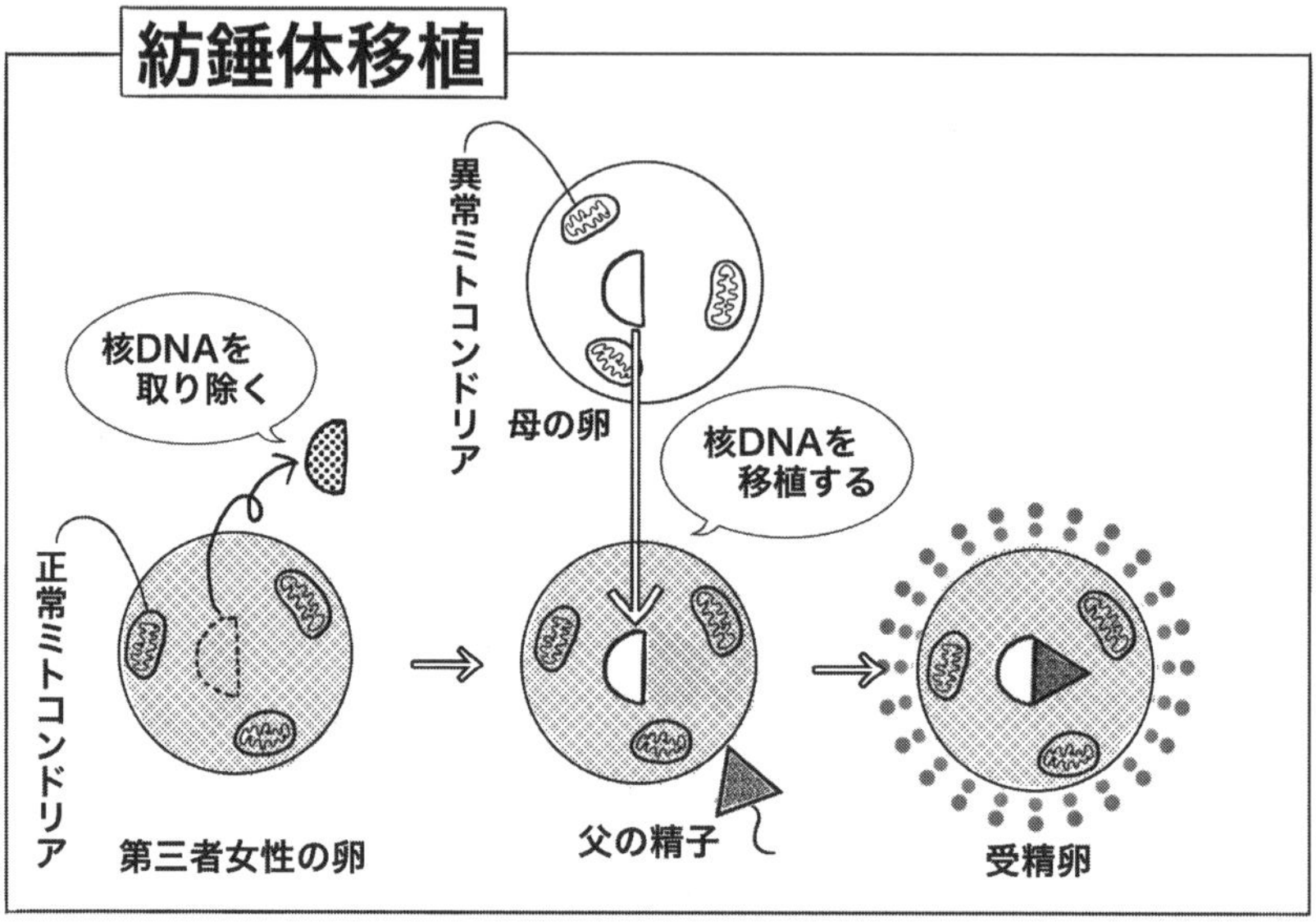
紡錘体移植
異常ミトコンドリア
母の卵
核DNAを
取り除く
核DNAを
移植する
正常ミトコンドリア
第三者女性の卵
父の精子
受精卵

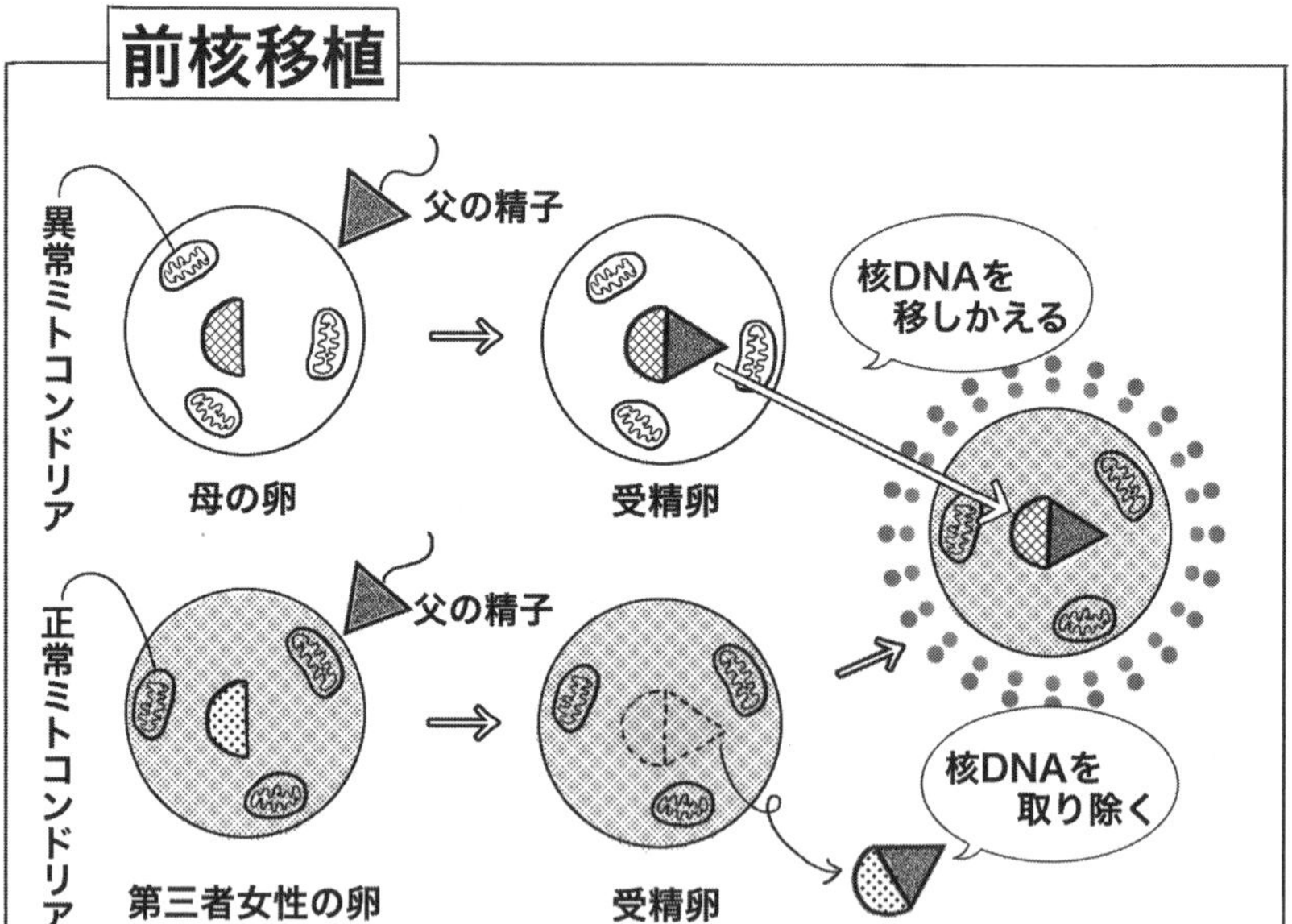
前核移植
異常ミトコンドリア
父の精子
母の卵
受精卵
核DNAを
移しかえる
正常ミトコンドリア
父の精子
第三者女性の卵
受精卵
核DNAを
取り除く

128でミトコンドリア置換療法を行ってよいとしました。ほどなく貴族院も280対48で追認しました。

2016年9月27日付けの『New Scientist』によれば、その5か月前に最初の「3人の親」を持つ男子がメキシコで米国の医療チームによりヨルダン人の両親のもとに産まれたそうです。また、既に中国では2003年に行われていたとの報道がありました（Reproductive BioMedicine Online、2016年8月12日）。大きく話題になった英国での出生は、まだのようです。

ミトコンドリア置換療法の生命倫理的課題

英国議会において、賛成議員の一人は「自分は、この計画がエンハンスメント（遺伝子操作による身体能力や知能の増強、容姿改良など）を擁護するためなら（賛成意見を述べるために）ここに立たなかった。これは、純粋に恐ろしい病気に対する治療なので賛成する」と強調しました。「夫妻の核DNAの変改を伴っていないので、エンハンスメントとは異なる」という主張です。これは、多くのミトコンドリア病に対する治療の進歩を願う人々と同じ意見です。

米国医学研究所（IOM、2015年7月に米国医学アカデミーと改称）も英国の議論を受けて、専門委員会を立ち上げて議論しました。そこでは英国の賛成派と同じく、核DNA変改とmtDNA変改を明確に区別し、「ミトコンドリア置換療法の臨床試験は生命倫理的に許容できる」との結論に至りました（2016年2月3日、the National Academies of Sciences, Engineering, and Medicine 報告書）。つまり、ミトコンドリア置換療法は核DNAの変改は伴わないので遺伝子変換技術は必要としない、したがって核DNAのエンハンスメントの倫理問題につながらないとしました。ただ、「まだ不明の点があるので当面は臨床試験扱いが妥当。重症ミトコンドリア病に限るべき」という追記があります。

mtDNA変改に他の倫理的課題はないのか

他方、「mtDNA変改という遺伝子操作による身体機能の増強策に違いはなく、遺伝子操作をして好みの子を作り出すデザイナー・ベビーへの第一歩だ」としてミトコンドリア置換療法に反対する意見があります。ミトコンドリア置換療法は生殖細胞への介入でも、次世代に渡る核DNAの遺伝子変換でないのは確かです。しかし、そもそも「遺伝子変換」の画一的な定義はないのが実情で、今のところ「将来の世代に引き継がれる核DNAの変換を伴う生殖細胞への介入」が遺伝子変換ですが、これは便宜的規定です。

この点、ミトコンドリア置換療法を許容する生命倫理的根拠は、「核DNA変改とmtDNA変改は明確に区別できる」という考えに基づきます。たとえば、IOMの提言を受けた米国保健省は、「ヒトの性格と身体は唯一核DNAによって決定される」とします。

しかし、その結論には疑問が呈されます。mtDNA変改がヒトの素質や能力、形質などに影響を及ぼすか否かについては、mtDNA変改はこれから施行されるわけですから、明確な答はないはずです。確かに遺伝子で形質は決まりますが、遺伝子が全てを決めているわけではありません。一卵性双生児でも個性が出ますし、核DNA以外にその人となりを決める要因があることは明白です。ミトコンドリア病の存在はmtDNAもヒトの身体、ひいては心に重要な影響を及ぼすことを如実に表します。

また、ミトコンドリア売買という倫理課題などがありますが、いまだ検討されていないのが実情です。他の臓器移植では売買と臓器の商業利用にまつわる課題が年々大きくなっています。ミトコンドリアは老化に関連するのでその先行きの不透明感は拭えません。他の臓器移植同様、あるいはそれ以上に慎重さが求められると思います。

動物実験では、ｉＰＳ細胞（人工多能性幹細胞）から卵子と精子を作成し、それらを受精させて子が得られています。ｉＰＳ細胞を用いれば、卵子の若返りを図る必要はなく、自分由来の若い卵子を創られるのです。病の克服は人類の願いです。ｉＰＳ細胞の臨床応用も始まっています。科学の発展と倫理、これからどこに向かうのか予断を許しません。

ちょっと寄り道

奴隷制

人を商品扱いして売買し使役するのが奴隷制です。米国に多くの黒人奴隷がいたことはご存知でしょう。長く苦しい奴隷解放闘争もあって、1948年に国連で採択された世界人権宣言は、第4条に「誰であっても奴隷または隷属の状態におかれることはない。奴隷制と奴隷売買はいかなる形においても禁止される」と反奴隷制を宣言しています。

そして、最後まで奴隷制を維持してきたモーリタニアが2003年に人身売買を禁止する法律を公布して、奴隷制は地球上から一掃されたことになります。ただし、「表面的には」です。

現代の奴隷制

現代の奴隷制は人を商品扱いした奴隷制ではなく、巧妙に仕組まれた前借り金返済の強制労働、人身売買や性的搾取、小児の劣悪な労働、小児の強制結婚と傭兵化などに形を変えています。

国際人権団体（Walk Free Foundation）によると、世界の162か国に現代の奴隷制があり、奴隷総数2980万人のうち76%がインド、中国、パキスタン、ナイジェリア、エチオピア、ロシア、タイ、コンゴ共和国、ミャンマー、バングラデシュの10か国に集中しています。

それらの国で最も多いのが前借り金返済と称される正当な対価を伴わない強制労働です。2016年9月、国際労働機関（ＩＬＯ：国連の専門機関のひとつ）は「全世界には2100万人がそういった強制労働下にあると推測される」と発表しました。さらに、労働条件は劣悪で、特に弱者や被差別者が害を被っていると指摘しています。

奴隷数が多い現代の国々をみて気づかれたと思いますが、労働賃金の安い地域です。日本は安い労働力を目指して、それらのアジアの国々に進出しています。発展途上国の労働は低賃金のうえに、その低賃金さえまともに支払われないことをみても、現代の奴隷制とされるゆえんがわかると思います。

欧米では発展途上国の安い労働力を利用して利益を上げようとする企業に対する不買運動が起こっています。英国などのように、国として海外の低賃金労働を禁止した国もあります。企業側にも発展途上国の人々を安く使う姿勢を改めて、技術移転などで自立を支援する方向に企業活動を転換させる動きがあり、徐々に改善に向かっているようです。

技術研修という名の奴隷制

一方、残念ながら、日本には現代の奴隷制の問題に気づいている人は少ないようです。安い労働力を求めて発展途上国を漁ることが評価されるお国柄です。こういった日本の姿勢は批判されていますが（例：The Japan Times、２０１６年5月31日）、日本の企業家に倫理を求めるのは無理なのでしょうか。加えて、いわゆる技術研修という名目で国が主導する収奪があります。

技術研修の建前は、発展途上国への技能移転を目的とする国際協力で、研修1年と技能実習2年の3年間となっています。来日した研修生を企業や農協等が受け入れて技能移転を図るのですが、実質的には中小企業や農畜産業の低賃金労働者として扱われています。２００９年の国際研修協力機構のまとめでは、研修手当の平均月額６・５万円、技能実習移行申請者の予定基本給は平均月額12・２万円でした。

技能研修生や実習生に対する暴行や脅迫、旅券や在留カードの取上げ、賃金の不払いや預金通帳の取上げ等の行為もあって、正に現代の奴隷制になっています。日本政府に全責任があり、政府は現場に是正措置などを指示しています。しかし、奴隷制度を作った張本人による是正指示は上辺だけと捉えられ十分には機能しないでしょう。たとえ日本側の現場が実習生の待遇などを改善しようとしても、制度が奴隷制なので自ずと限界があります。

看護・介護福祉専門職の導入の倫理的問題

問題は、看護や福祉介護面にもみられます。日本は経済連携協定によってアジアの国々から看護師と介護福祉士を導入しています。日本で得られる報酬は現地より高いこともあって、それぞれの専門職には魅力的でしょう。ヨーロッパ連合（ＥＵ）域内でも、東ヨーロッパの医師や看護師が待遇のよい西ヨーロッパに向かって移動しています。東ヨーロッパの国々は苦い思いでみていますが、ＥＵ域内の移動の自由が保障され個人が自由意志で動くことを止められません。

他方、日本は国が主導してアジアの看護師や介護福祉士を日本に連れてくるところがＥＵと異なります。日本に来た看護師や介護福祉士の苦しさも並大抵でないようです。それは、「医療・介護の外国人難しい定着」という見出しと「受け入れ8年　資格取得６００人　３割は離脱」「合格後　助成打ち切り勉強時間もなし」「悩み共有・解決へ　当事者コミュニティ」などの小見出しがついた報道が如実に物語っています（朝日新聞、２０１６年9月18日）。日本人の専門職と待遇に差がない取り決めになっているとされますが、低賃金であることは否定できず、現代の奴隷制に当てはまりそうです。

アジアの国々は自国で働いてもらうために、限られた資源を運用してそれら専門職を養成しています。それを横から日本が札束で専門職をさらってしまう。現地の人々にとっては踏んだり蹴ったりです。この日本の所業は国際的に批判されており、私は機会を捉えて問題を指摘しています。しかし、前述の報道でも、この点に関しては一切触れられておらず、日本では問題にされません。それでも地道に訴え続けるつもりですが。

米国に奴隷制度があった当時、女奴隷が麻酔なしで直腸腟瘻の形成・修復の実験台にされたことがあります。一方、現代には奴隷にする目的でない特異な人身売買が存在します。対象は主に女子ですが、誘拐して臓器を摘出して臓器移植を望む富裕層に売りつけるわけです。この問題は臓器移植項目で改めて取り上げますが（著者の逝去により別項なし）、奴隷制や人身売買が医学と密接につながっていることは否めません。

技術に追いつけない倫理

前項で、卵子の扱いに関連してミトコンドリア置換療法を紹介しました。ここでは卵子の取り扱いに関する人々の考えの変遷から生殖補助医療全般に入っていきます。

卵子の扱いの変遷

卵子の提供が話題になった当初は、不用となり廃棄される卵子の運命に人はある種の違和感を覚えました。受精卵にも当てはまりますが、一方は誕生につながるのに他方は廃棄されます。卵子提供より前に実用化されていた精子の提供については、廃棄は話題になりませんでした。このあたり、精子は数億のうち一つ以外は不要なこと、及び卵子の希少価値と「子は卵（子）から育つ」という印象が強いことが背景にあるのでしょう。

ところが、ミトコンドリア置換療法では卵子の核を廃棄することがあまり話題にされませんでした。「核」なので、卵子全体とは異なったのかもしれません。しかし、「核」は「卵子そのもの」です。それなのに人々が関心を示さなかったのは、卵子提供が既に一般的になっていたので核の廃棄などに注目がなされなかったと思われます。これを良い傾向とみるか、人々の慣れが心配とみるか、どうなのでしょうか。

生殖補助医療が話題になった当初、人々は生殖補助医療全体にある種の違和感を抱いたように思います。それは、「人工的手段による自然と異なる生殖」ということから発せられたと思われます。外国のある不妊治療専門病院の生殖細胞保存室を紹介します（**写真**）。1ラックに900ほどの卵子などがスピッツ容器に入れられて液体窒素で満たされた冷凍容器に保存されています。それらは必要なときに取り出され、生殖補助技術に供されて、たとえば受精卵は子宮に移植され育てられます。つまり、「赤ちゃんは保存ラックから生まれる」のです。改めてこの現実をみると、「違和感」もわかるような気がします。

生殖補助医療では生命倫理より技術が先行

「違和感」もありますし、「名は体を表す」というとおり名称は大切で、使用する言葉によって医療行為に対する印象は異なります。「中絶」や「減胎」などの言葉には否定的な響きがあり、何か問題があるように聞こえます。生殖は人の誕生という重大事で、とりわけ使用する言葉に配慮されてきました。今は「人工授精」や「生殖医療」などに替わって、「必要とされ、望ましい」という響きのある「補助」を加えた「生殖補助医療」が全体を指す言葉として定着しています。

生殖補助医療は科学的技術で人の誕生とその前後の段階、特に不妊症を対象とします。そのため、それらを用いる個人の好みや選択が関係します。関係する倫理的

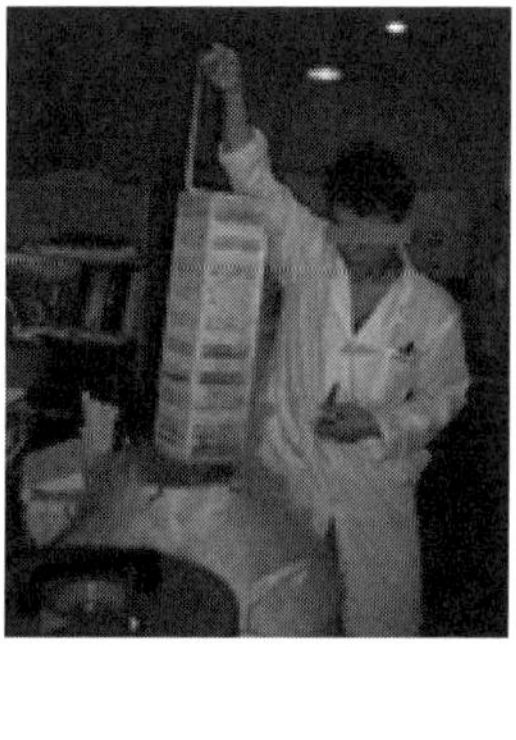

不妊治療専門病院の生殖細胞の保存
精子や卵子などの保存は生物標本や微生物標本と変わらない。必要に応じて取り出されて利用される。この病院には日本から多くの女性が第三者の精子・卵子による人工授精から代理出産まで求めて訪れていた。今は、その国が商業的生殖補助医療を禁止したので日本からの訪問は激減した。

課題は、男女関係から親子・家族関係、さらには社会関係まで幅広く、法律や社会のありようなども直接・間接に関連します。日本では一時期、子を持つ目的の生殖補助医療は「法律上の夫婦」に限られるといった制約がありました。実社会では、内縁関係や緩やかな男女関係でも子を持ちたい人はいます。また、同性カップルでも子を持ちたい希望は生じるでしょう。単身者にも認められるかもしれません。

個人の選好といえども、社会に大きな影響を及ぼします。何らかの基準や法制度などが必要とされ、法的に規制できなくても、倫理的に規制しようという動きが出てきます。生命補助医療については、施行側の産科婦人科学会などが各種倫理指針を策定して会員に守ることを求めています。

提供された卵子か自分の卵子かは差し置いて、卵子が体外で処理（体外受精）されたのは1978年に生まれて「試験管ベビー」と称されたルイーズ・ブラウンさんの出来事が最初でした。以来、ほぼ40年の間に、当初、卵管閉塞性不妊に行われていた体外受精は手技・適応ともに広げられて、多くの体外受精児が生まれています。適応の拡大では、「ミトコンドリア置換療法はミトコンドリア病への適応に限る」として認められた経緯がありますが、既に通常の不妊治療に応用されています（BBC news, 2017年1月18日）。こういった生殖補助医療の各手技の適応拡大は、「所詮は後追いで技術を認めざるを得ない」と生命倫理界に重い課題を投げかけます。そのあたりについて、具体例をみてみます。

生命倫理指針の限界

人工授精が話題になり、その生命倫理と倫理的規制が議論されたとき、「受けられる対象は法律上の夫婦間に限る」などとした日本産科婦人科学会の生命倫理指針が1983年に『体外受精・胚移植』に関する見解」として出されました。１９８６年には、『『体外受精・胚移植の臨床実施』の登録報告制について」と、報告と登録が必要となりました。しかし、東京のＡ大学医学部産婦人科では、Ｂ教授（当時）がそれら指針を無視して夫婦間以外の第三者の精子を用いた人工授精を行っていました。

海外では近親婚を避けるために、生殖補助医療系の倫理指針において精子提供は何回までと制限があります。しかし、日本は近親婚に寛容なためか、そういった制限はありません。Ａ大学医学部産婦人科も同じで、学生や職員を繰り返し精子提供者にしたとされますが真相は不明です。

日本産科婦人科学会は生殖補助医療で課題が表出するごとに倫理指針を出してきました。しかし、Ｂ教授らのように初めから倫理指針を守らない人がいるのも事実です。ちなみに、Ｂ教授らは「妊娠・出産をめぐる自已《じい》決定権を支える会」を作って、「生殖医療における当事者の自己《じこ》決定権の支援」を謳っていました（いずれも原表記のまま）。会の名称の「自已《じい》決定権」は誤記ではありません。〝已〟とは〝ある時点よりも前〟を表します。日本語文法を参照していただきたいですが、おおよそ文語では未然形、口語では仮定形を表します。つまり、Ｂ教授らは「自已決定権の支援」を謳いますが、会の名称の「自已決定権」は「いまだ自己決定ができない」、あるいは「仮りに自己決定をした」患者を支えるといった父権主義的（パターナリズムの）意味合いがあるようです。この会が意味することに心底感服しました。

卵子・精子提供に関する公的な議論

ここで、まず日本の議論の概略をみてみましょう。

厚生労働省の厚生科学審議会生殖補助医療部会は２００３年に「精子・卵子・胚の提供等による生殖補

助医療制度の整備に関する報告書」をまとめました。その中で「基本的考え方」として、「生まれてくる子の福祉を優先」「人を専ら生殖の手段として扱ってはならない」「安全性に十分配慮する」「優生思想を排除する」「商業主義を排除する」「人間の尊厳を守る」ことの重視を挙げています。

また、２００８年には日本学術会議の「生殖補助医療の在り方検討委員会」が基本的に前記の議論を踏襲した報告書を出し、「生殖補助医療法」（仮称）を定めるよう求めました。そこでは、「営利目的の代理出産原則禁止」や「違反者には処罰」としましたが、公的機関の管理の下、試行（臨床試験）の道も開かれていました。しかし、法制化の動きは続かず、議論がいつ始まるのかもわかりません。

細かい面にまで目を向けると、体外受精の成功にはエンブリオロジスト（生殖補助医療胚培養士）の技能が問われます。法制化がなされるなら技術的に保証する必要があって、施設や技術者の資格についても制度化する必要があるでしょう。施設認定には産科婦人科学会などの専門家団体の関わりが外せません。しかし、産科婦人科学会指針を無視する側は、それに反対するでしょう。議員にも自由にさせろという意見が多く、法制化の先行きは不透明です。なお、「誕生」の話題を扱う中で（145頁）、出生前診断や性別告知、出自を知る権利、高齢者の代理出産などは既に扱いました。

厚生科学審議会生殖補助医療部会は、委員20人中、男性11人／女性9人、医療系12人／ほか8人とバランスがとれた構成でした。他方、「妊娠・出産をめぐる自己決定権を支える会」は発起人15人のうち13人は医療系と法学系の男性で、女性は2人とも男性発起人の部下でした。構成が全てでありませんが、ある意味象徴的な構成の違いです。

卵子と精子の提供には手続きなど実地臨床上の課題があります。たとえば、提供段階に第三者が介在する必要があります。無償が原則でしょうけど、仲介などに生じる実費を誰が負担するか問題です。また、近親婚を防ぐため欧米のように登録制が必要でしょう（註41）。さらに、そのデータを管理して必要に応じて調査を引き受ける公的機関が必須となります。

近親婚の可能性を低くするため、海外では提供できる回数を制限しています。日本は、厚生科学審議会生殖補助医療部会の報告では、提供できる条件として「男性55歳まで、女性35歳まで」として、「採卵は3回まで」と提案しました。精子の提供回数については「同一人の精子／卵子から生まれる子の数は10人まで」とあり、10回が目安のようです。他に、「提供者は第三者からで、近親者は当分認めない」としています。

提供者の感染症や遺伝性疾患に関する情報も重要です。提供者が死亡したときは保存の精子・卵子は廃棄するとありますが、具体的にどうするか妙案が必要です。「匿名性の原則」から提供者の匿名性を担保する一方、開示できる条件なども整えておく必要があります。その点、同報告では「出自を知る権利」を認めていますが、現実には解決し難い課題のあることは116頁に示したとおりです。

体制を整える中では、責任の所在や法的位置づけなども明示する必要があります。「子の福利」面から社会が備えておくべき大切な事柄です。親権を主張する提供者が出てくるかもしれませんので、提供しただけの者は子の親権を主張できないなどの規則を作って備える必要があります。それらについて詳細を詰める必要もあり、卵子・精子提供の制度化には課題が山積です。一方、現実は遙か先を行っています。

註41：カナダ保健省によると、フランスや英国とは違い、カナダや米国には1人の精子ドナーからの子どもの人数を制限する法律がない。国際的な基準では、同一の精子ドナーからの妊娠は20回が限度とされている。またデンマークでは同一ドナーからの子どもは25人まで。さらに、多くの精子バンクが独自の規制を設けている。次項にあるようにNHKのドキュメンタリー番組で米国のある男性が数十人の父親であることを取り上げていた。

無秩序に先行している精子提供の実態

精子提供が無秩序に先行している実態は、２０１４年2月27日ＮＨＫの「徹底追跡 精子提供サイト」で報道されました。匿名の精子提供を扱った番組で、サブタイトルの「未婚女性がなぜ」から制作側も戸惑っていた様子がうかがえます。

インターネット上には個人の精子提供サイトがあって、利用する女性に条件面の制限などなく、誰でも自由に提供を受けられます。番組が扱った精子提供サイトのまとめでは、不妊症の夫を持つ女性と単身者（女性同士のカップルも含めて）が半々でした。日本産科婦人科学会の倫理指針では医療機関の第三者精子提供による人工授精は夫婦に限られるため、未婚の女性は対象外です。海外で精子提供を受けることはできますが、かなりの費用がかかります。そのため国内の精子提供サイトが、単身だが子は欲しいという女性の受け手となっているようです。面接して合意がなされたら、提供者が精子を採取し、精子入り容器を女性が受けとり自分で膣内に入れて懐胎します。

提供者に特定の資質は要求されず、感染症の危険性は検査しているようです。番組では、ＨＩＶと梅毒、クラミジアの結果が示されました。しかし、その検査結果が本人のものか、あるいは本当になされたのかは確認できませんし、他にも病原体は種々あります。また、何回提供しようと自由です。提供サイトによっては提供後の経緯を示すところもあるようですが、提供された情報の信頼性は不明です。

提供する男性の意図ははっきりしませんが、「人の役に立ちたい」というのが表向きの理由のようです。欧米の精子バンクの情報では金銭的動機から関与する男性が多いとあります。ただ、彼らにも徐々に「女性の役に立ちたい」という意識が芽生えてくるそうです。しかし、提供者の情報が開示されるなら提供しないという人が男女とも大多数という生殖補助医療部会の報告は、「産まれる子への責任」とか「人の役に立ちたい」という意識は提供者に少ないことを示唆します。

私には、「自分のＤＮＡを残したいという利己的ＤＮＡ」からの衝動のように思えますが、みなさんはどう思われますか。

倫理指針では解決が困難

欧米諸国には感染症や遺伝関連を含めて、医療機関だけでなく個人の精子提供者にも行政への登録を義務づけているところがあります。ただし、制度は様々です。前記ＮＨＫ番組で紹介された米国の登録制度は確認できませんでしたが、感染症に関しては米国食品医薬品局（ＦＤＡ）が検査するよう勧めています。

その米国にはインターネット上、精子提供サイトが多数あり、それぞれが精子提供の仕組みから精子を何年保存するとか、子が生まれた場合の手続き、生育に伴う課題への対応などを示して精子提供を呼びかけています。提供される女性側の負担金は（円換算で）10万円ほどでしょうか。提供者が開示されているほうが高額という点が商業的売買であることを物語ります。米国のテレビ・ドラマを観ていると、提供サイトを用いた精子提供が日常的のように描かれます。

ＮＨＫの番組では、米国の個人的な精子提供の実態も示されました。感染症検査なしで4年にわたり46人の女性に３２８回も提供していた例もあったそうです。このような事例は決して例外ではないでしょう。欧米で精子は国の境界を越えて売買されているのが実情で、制御しようというのが無理のようです。

日本においても倫理指針が守られないのは同じです。生殖補助医療部会は、提供できる回数を制限し、また「近親者からは当分認めない」としました。しかし、報道によると（毎日新聞２０１６年9月18日）、長野県の某クリニックでは、夫の実父から妻が精子提供を受け体外受精する方法ですでに１７３人の子どもが誕生していたとのことです。こうした夫婦は増える傾向にあるとのことで、「家」を重んずる日本人にはむしろ望ましいことと捉えられているようです。

ボランティアとビジネスの間

卵子提供に特有の生命倫理的課題

卵子に関わる倫理的課題は「卵子の老化」を扱った177頁で既に幾つか紹介しました。卵子は精子に比べてはるかに希少価値があります。それに、受精から懐胎、出産に直接つながるため、精子に関するよりも多くの根源的な生命倫理的課題があります。

その一つは、「卵子自体の価値」という点から生じる倫理課題です。女性が出産可能年齢の間、卵子は卵巣から次々と産生されます。それが懐胎につながらないなら単に排泄されるだけです。それなら、どう利用しても、たとえば提供や実験に使用してもいいという考えが成り立ちます。しかし、それでは卵子をモノとして、女性の身体の一部を商業的に利用することになります。

また、「自分のものだから何に使おうと自由だ」という考えもあるでしょう。しかし、それは「自分の身体なので、売っても問題ない」という臓器売買にも通底する考え方で、「自分を奴隷化していい」という論理につながり、自分自身の人としての尊厳を否定する非倫理的な考えです。「尊厳とか倫理など現実的でない」と言われるかもしれません。しかし、必ずしもそうではなく、卵子提供女性は心の奥底で気にしています。

卵子の商業利用の課題

卵子採取には排卵誘発剤による身体的副作用もあって死亡例も報告されています。したがって、卵子提供は生命倫理原則の「害をなすな」に反します。しかし、生命倫理的に批判があるとはいえ、卵子に値が付く実情があり、世界中で卵子が売買されています。「身体を売るのと同列」という位置づけどおり、貧者ほど卵子を提供する傾向があります。そのため、アジアなどの貧困国に卵子提供者が多い実態があり、提供を受けるのは先進国から訪れた富裕層です。この実態は「現代の奴隷制」の一形態であり倫理原則に反します。

また、先進諸国にも問題があります。たとえば、米国において卵子提供は巨大ビジネスになっています。そこでは、学費のために女子学生が卵子を売りに出しています。医学科やアイビー・リーグの女子学生の卵子は高く5000ドル前後になり、容姿端麗で優秀なら1万ドルもの値が付きます。女子学生の多くは「商業利用とは思わず、自己決定から」と自分を納得させていますが、学費のためなので真の自己決定とは言いがたく、やはり「現代の奴隷制」の一つです。

そして、学費のため卵子提供をした女子学生ほど、純粋に慈善で提供した女性より「提供してよかったのか」という葛藤や心理情緒的な問題が提供後に起こります。前述の「自分を奴隷化できない」あるいは「卵子を売ることは子を売ることとどう違うのか」という根源的な問いかけを提供女性が心の奥底に抱えているからだと思います。

卵子提供は、卵子を希望する女性には朗報でしょうけど、問題が多いことを理解する必要があります。冷めた目で見るなら、精子提供は自然界で行われていることで、精子運搬手段がペニスから注射器に代わっただけとみることも可能でしょう。倫理指針で制限しようというのが無理なような気がします。それに比して、卵子提供には重い課題が横たわり、一朝一夕に解決できません。ただ、少なくとも提供する女性にも受け取る女性にも負担が一方的にならないような仕組みが必要です。

卵子提供のボランティア性

日本で卵子提供は禁じられていません。しかし、倫理指針で代理出産が認められていないためか、国内での卵子提供は広がりません。そんな中、「第三者の卵子による初めての出産」と、２０１７年３月22日ＮＨＫで報道されました。ＮＰＯ法人ＯＤ－ＮＥＴが４年前から卵子提供の仲介を始め、これまで不妊夫婦と提供者26組を扱ったそうです。実際に第三者の卵子提供が実行されたのは４組で、そのうち１組に２０１７年１月に子が生まれ、他の１組は流産、２組が妊娠中とのことでした。ＯＤ－ＮＥＴによると、卵子提供者は無償のボランティアで、経費は受給者負担です（２０１７年４月20日アクセス）。

日本は卵子提供制度が整っていないため、不妊治療専門施設などが作ったＪＩＳＡＲＴ（日本生殖補助医療標準化機関）が独自の指針の下に対応しています。それによると、卵子提供実績は２００７年から２０１７年１月まで計73件あり、その主な提供者は姉妹などで、それ以外の第三者による卵子提供の存否は不明です（２０１７年４月20日アクセス）。

ＪＩＳＡＲＴやＯＤ－ＮＥＴだけで国内の需要に応えられないためでしょう、インターネット上に「卵子提供」を謳う多くの機関があります。それらは海外での卵子提供と体外受精を斡旋しており、提供者・受給者ともに米国やアジア諸国に渡航して実施されます。

卵子ほどでありませんが、精子も男性の容姿や能力によって価格が違います。しかし、卵子と精子は提供に要する手段などが大きく異なります。ある意味、〝気軽に〟提供できる分、精子提供は卵子提供に比べて、提供者の心理情緒的負担は軽いようです。そんなことが「精子提供はボランティア行為」という考えが受けとられやすい要因かもしれません。

それに対して、「卵子提供はボランティア行為」は、額面どおりに受けとられません。前述したように、富裕層が発展途上国で卵子提供を受けること、また医学生やアイビー・リーグの女子学生の卵子が高額で取引されるなど商行為としての実態があります。ただし、商行為とはいえ、「卵子を必要とする人に提供する」というボランティア的意味合いはあるでしょう。商行為かボランティア行為かは、「卵子を売ることとは子を売ることなのか」などの問いかけに関連して提供者の心理情緒的面に影響します。

卵子の分け合い

卵子の採取は負担を減らすために、排卵誘発剤を使って一時に複数の卵子を採取して冷凍保存します。仮りに、10個採取され初回の生殖補助で妊娠したなら、残りの9個の卵子は不要です（欲しい子は1人だけの場合）。元々は自分用として卵子を採取したわけで、余剰卵子は廃棄されます。そこで、「廃棄するなら必要とする人に譲る」という考えが生まれます。そして、１９９０年代初頭に「卵子の分け合い（egg sharing)」という余剰卵子の提供が始まりました。ボランティア精神に基づく卵子の贈与です。

ただ、実際は、そう単純ではありません。「卵子の分け合い」の提供者は卵管閉塞などの不妊症を抱えていましたが、自分は妊娠に成功したことで、様々な面で不妊治療中の人との落差が大きくなります。卵子の受給者が妊娠しなければ、提供者である自分の責任ではないかという負い目が生じる可能性さえあります。そういったことを考えれば、「卵子の分け合いは匿名性が原則」もわかります。しかし、そうなると匿名性を維持するか、提供者と受給者が連絡を取り合うか、プライバシー面も含めて大きな問題になります。双方の希望が一致しない場合は、そのこと自体が心の傷になったりするでしょう。

いずれにしても、「卵子の分け合い」は愛他主義からです。しかし、提供者は自分自身の妊娠に成功してから、他を気遣う余裕が生まれた結果の愛他主義、つまり自己愛あっての愛他主義です。ただ、提供者・受給者ともに問題を抱えるとはいえ、成功した場合は「ウィン・ウィン（双方とも勝者）」と言えるでしょう。

また、「分け合い」から純粋なボランティア行為が想起されますが、実費や手技料は受給者負担です。措置の内容などで多寡はあるでしょうけど、提供者に円換算で10～20万円ほど入ります。この費用の問題が２０００年代になってＥＳ細胞研究**（註42）**が始まり複雑化しました。つまり、「卵子も受精卵も貴重な資源」となって、それらの奪い合いになったのです。こうなると、元のボランティア精神を維持するのは困難で、「分け合い」の〝経費〟は高くなっていきます。２０００年に米国生殖医療学会が「経費は５０００ドルほどが適当、高くとも1万ドル程度」という指針を出しました。こうなると、「分け合い」か売買か区別がつきにくいですね。

註42：ＥＳ細胞とは胚性幹細胞（embryonic stem cell）のことで、受精細胞分裂の初期段階から作られ、多様な細胞に分化する能力を持つ。ｉＰＳ細胞はその体細胞版で、今や研究の主軸となり、ｉＰＳ細胞由来幹細胞が臨床に応用されつつある。一方、米国には幹細胞治療を謳う施設が１００以上あるとされ、1回につき１００万円ほど（総額で１０００万円近く）かかる自由診療を施している。

「卵子の分け合い」は卵子供給の解決策の一つ

生殖補助医療の生命倫理で重要な側面である商業主義を廃するという観点から、卵子提供はボランティアという立場を保持することが大切と思います。しかし、ボランティアとしての卵子提供が増えることはあまり考えられません。

したがって、不妊女性が自らの卵子を利用する生殖補助医療中に生じた余剰卵子または余剰受精卵を利用することは理に適っています。欧州諸国では「卵子の分け合い」が主流ですし、問題はあっても、「卵子の分け合い」は卵子の供給不足を解消する手段の一つとなり得ます。米国では、卵子が高額で商取引される一方で、愛他主義からの「卵子の分け合い」も実践されています。

厚生科学審議会生殖補助医療部会は２００３年「精子・卵子・胚の提供等による生殖補助医療制度の整備に関する報告書」で、不妊治療で生じた卵子と受精卵の余剰分を第三者の不妊夫婦に提供することを認めました。それに対して、日本医師会や日本産科婦人科学会は「全く血のつながりのない子供が生まれ、親子関係が複雑になる恐れがある」と反発したとのことです（毎日新聞２００３年4月10日）。この反対を受けて、余剰受精卵の利用は精子と卵子の双方に問題がある不妊症治療に限定されてしまいました。そのためでしょうか、ＪＩＳＡＲＴ（日本生殖補助医療標準化機関）指針の「エッグ・シェアリング」欄は「具体的なケースが生じた場合に（中略）その倫理上の問題について検討する」と生殖補助医療推進の立場にしては及び腰です。

卵子を売ることは子を売ること？

「卵子を売ることは子を売ることとどう違うのか」という生命倫理的な問いかけが残りました。日本ではそういった議論に遭遇しませんが、2010年5月2日NHKで放映されたマイケル・サンデル教授の「ハーバード白熱教室」の第5回「お金で買えるもの 買えないもの」で、これに類する議論がありました。そこでは「母性売り出し中」と称して、代理出産や卵子の売買が扱われました。「生命・生殖に関わる事柄を市場経済に任せていいのか」と問題提起して議論が進められ、「生命の尊厳や母子の絆などは市場経済だけでは考えられないのではないか」とまとめられました。

この問いかけには、現象面では卵子と子という明確な違いがあります。「いつから個人として認められるのか」には様々な意見があります。その一つ「母胎を離れても生存しうる段階に達している時期」という立場なら、卵子や受精卵はいまだその段階に達していません。したがって、「卵子を売ることは子を売ること？」の問いには、「違う」と答えられます。

しかし、「(人の胚は) 人の生命の萌芽としての意味を持つ」(科学技術会議生命倫理委員会ヒト胚研究小委員会、2000年) という考えに基づけば、卵子は「人の生命の萌芽」の源ですから、「子を売ること」に通じる要素があると言えるかもしれません。関係者が気にかける背景は理解できると思いますし、そのことを表出させることが提供者・受給者双方の心理情緒的負担軽減につながるでしょう。

「生殖補助医療は生まれる子の福祉を最優先とする」ことが倫理的です。卵子提供では、卵子を受ける側のみならず提供側も悩むので、カウンセリングなどは双方をすることが大切です。そして、卵子提供を推進するのであれば、売買によってではなく、「分け合い」で対応することが適切と考えます。

体外受精

体外受精、当初は迷信や反発があった

今や生殖補助医療の中心に位置するような観がある体外受精について、当初はかなり反発がありました。それは、「自然と異なる人工的手段による生殖」というある種の違和感から発せられたように思います。１９７８年に体外受精によって「試験管ベビー」と称されたルイーズ・ブラウンさんが生まれたときのことでした。９年に渡る不妊治療の後に体外受精で得られた子に両親の喜びは大きく、また体外受精の成功を歓迎する意見が多くあって、不妊に悩む人々から支持の手紙がたくさん届けられました。

しかし、その反面、批判や非難もありました。ブラウンさんの家には、郵便袋一杯の赤インクの批判文書が送りつけられ、壊れたガラスの試験管やプラスチック製の胎児模型が非難文書とともに届きました。今に言う憎悪犯罪（ヘイト・クライム）に相当します。

しかし、「違和感を抱く」と「憎悪犯罪をなす」の間には、天と地ほどの差があります。

体外受精の生命倫理：宗教面について

生命倫理を語るとき、宗教がしばしば関係します。特に、生命の始まりや終わりにおいて、その傾向が

顕著です。

ルイーズ・ブラウンさんの出生には、当事者に対する一般大衆からの世俗的非難に加えて宗教界からの批判がありました。しかし、カソリック中央からの批判は穏やかで、たとえばイタリアのアルビノ・ルチアニ枢機卿（後のヨハネ・パウロⅠ世）は、女性を産む機械とみなす危険性を指摘しつつも、「両親は子を望んでいただけ」と両親への批判は避けました。

ところが、２０１４年11月15日のバチカン放送でフランシスコ教皇は「to witness to sanctity of life」と医師に迫りました。「『生命の神聖』を見つめよ」と訳したらいいのでしょうか。その中で、「子を〝作る〟科学的突破口は、生まれる子を歓迎される贈り物というより権利の所産とし、現在は命を実験している。しかし、悪の実験だ。前に言ったように、子を贈り物として授かるより〝作成する〟」と生殖補助医療を非難しました。

カソリックは荻野式避妊法以外の避妊を禁止していることから、生殖現象に人が関与することに否定的とわかります。フランシスコ教皇が「生命の神聖」を理由として批判したことは、当初のヨハネ・パウロⅠ世の姿勢を変更して生殖補助医療禁止をうたったと捉えられるでしょう。現在、これだけ進んだ生殖補助医療の動きをバチカンが制止できるかはわかりません。しかし、教皇命令なので敬虔な信者は従うでしょうから、歯止め効果はあると考えられます。

カソリックはバチカン発が全てですから、生殖補助医療に統一した方針で臨めます。他方、仏教やイスラムに統一した発信元はありません。それらの教義から生殖補助医療に対する姿勢を推察することになります。仏教は元来寛容的な宗教で、医療倫理の源の「慈悲の心」から生殖補助医療に反対する理念は生じないと思います。また、イスラムは正式な夫婦間の不妊治療はむしろ奨励されており、技術面での制限はあるにせよ否定されることはないようです。ですから、カソリック以外は、宗教と世俗との境は高くないように思われます。

体外受精の世俗的生命倫理

体外受精に関する生命倫理上の世俗的課題としては、人工的生殖技術に対する人々の受容、体外受精の医学と技術、誕生した子の生育、関係者の福祉、社会的支援などが挙げられるでしょう。

ここに当事者の一角を占める日本産科婦人科学会の倫理的課題への姿勢を示す会告について、筆者が把握している限りを**表4**にまとめてみました。日本生命倫理学会の某元会長が「日本の産科医は生命倫理に無関心だ」などと言ったことがありました。しかし、後ほど触れますが、「胚の培養は14日まで」となっている現状の論拠となる英国のウォーノック報告が出たのが１９８４年のことでした。日本産科婦人科学会が倫理問題に無関心だったというのは誤謬です。

表4にあるとおり、日本産科婦人科学会は新しい生殖補助技術が出現するごとに見解を発表してきました。その会告の流れをみれば、折々の生命倫理的課題がわかると思います。今や歴史となった生殖補助医療がある一方で、何度も改訂されている課題もあります。たとえば、２００２年には、ＥＳ細胞（embryonic stem cells：胚性幹細胞）の研究進展に応じて「受精卵はＥＳ細胞樹立のために提供できる」と「ヒト精子・卵子・受精卵を取り扱う研究に関する見解」を改訂しました。これから主な生命倫理的課題を扱っていきます。まずは、体外受精の続きです。

表4：生命倫理的課題に関する日本産科婦人科学会の会告、見解等

1983年	体外受精・胚移植に関する見解（2006年、2014年改定）
1986年	体外受精・胚移植の臨床実施の登録報告制について
1985年	ヒト精子・卵子・受精卵を取り扱う研究に関する見解（2002年、2013年改訂）
1994年	XY精子選別におけるパーコール使用の安全性に対する見解（2006年削除）
1987年	死亡した胎児・新生児の臓器等を研究に用いることの是非や許容範囲についての見解
1988年	先天異常の胎児診断、特に妊娠初期絨毛検査に関する見解
1988年	ヒト胚および卵子の凍結保存と移植に関する見解（2014年改定）
1992年	顕微受精法の臨床実施に関する見解
1996年	多胎妊娠に関する見解
1997年	非配偶者間人工授精と精子提供に関する見解（2006年改訂）
1998年	ヒトの体外受精・胚移植の臨床応用の範囲についての見解
1998年	着床前診断に関する見解（2015年改定）
2000年	非配偶者間の体外受精に関する倫理委員会見解
2003年	代理懐胎に関する見解
2004年	胚提供による生殖補助医療に関する見解
2006年	顕微授精に関する見解（改定）
2007年	出生前に行われる検査および診断に関する見解
2007年	精子の凍結保存に関する見解
2008年	生殖補助医療における多胎妊娠防止に関する見解
2013年	出生前に行われる遺伝学的検査および診断に関する見解（2007年の改定）
2014年	体外受精・胚移植／ヒト胚および卵子の凍結保存と移植に関する見解における婚姻の削除について
2015年	提供精子を用いた人工授精に関する見解（旧「非配偶者間人工授精」に関する見解改定）
2016年	生殖補助医療実施医療機関の登録と報告に関する見解（改定）
2016年	医学的適応による未受精卵子、胚（受精卵）および卵巣組織の凍結・保存に関する見解（改定）

改定において課題標記に変更あるものは再掲している。

体外受精の技術的課題

体外受精には様々な技術的課題があります。ルイーズ・ブラウンさんは「試験管ベビー（test tube baby）」と称されましたが、実際には試験管でなくペトリ皿（ガラスの平たいお椀のような皿）の上で両親の卵子と精子が混ぜられて、受精に成功した受精卵が子宮に戻されました。それが体外受精（In Vitro Fertilization: IVF）の始まりです。つまり、卵管閉塞など何らかの支障があって女性の卵管で受精できない場合、体外で人工的に受精させることによって問題を解消したわけです。

１９８０年初頭のペトリ皿上の受精の成功率は10％ほどだったでしょうか。それが技術の進歩で40％ほどに上昇しています。その技術的進歩の中心が顕微鏡を用いた受精、顕微授精です。それは、顕微鏡を用いて卵子を拡大して観察しつつ、その卵子の中に極細のガラス管を用いて精子の細胞を注入して直接的に受精させる手法で、卵細胞質内精子注入法（intra-cytoplasmic sperm injection: ICSI）と言います。この方法は、卵子に精子細胞を直入させますから、精子や卵子あるいはそれら双方に受精段階の障害があって受精が妨げられる問題を解消します。特に、精子に何らかの異常のある男性不妊症が対象となります。しかし、この手法では注入される精子細胞自体に欠陥があっても受精に成功すれば出生につながりますので、先天異常の発生などが自然受精よりも高率であることが懸念されます。

その例が臓器や身体の一部が欠けた状態で産まれてくる先天性欠損症です。生殖補助医療を受けた際の先天性欠損症の発生率は８・３％で、補助を受けない自然受精による発生率は５・８％でした（N Engl J Med 2012;366:1803）。生殖補助医療による先天性欠損症の発生が高率に見えますが、様々な背景因子で補正すると統計学的には生殖補助医療の有無による差異が見られなくなります。ただし、例外がありました。それが顕微授精の卵細胞質内精子注入法による出生で、背景因子で補正後も先天性欠損症の発生率は9％で対照（自然受精）のほぼ2倍と有意に高率でした。その場合に多かった欠損症は、心臓や尿路、生殖系の異常でした。

顕微授精には自然受精より先天性欠損症が多いという報告は他にも幾つかあります。また、顕微授精の対象となる不妊の場合、90％は男性不妊が原因です。そして、遺伝学上、男性不妊症は男子に引き継がれることが想定されます。しかし、顕微授精はまだ歴史が浅く、先天性欠損症や生育状況に関する集積されたデータはあまりないようです。日本語論文の検索をメディカルオンライン（http://www.medicalonline.jp/）で試みたところ、「卵細胞質内精子注入法」と「先天性欠損症」はそれぞれ173件と68件ありましたが、両者でクロス検索したところ文献はゼロでした（2017年9月18日アクセス）。「生殖補助医療」と「先天性欠損症」のクロス検索もゼロでした。なお、PubMed による「intra-cytoplasmic sperm injection」と「birth defect」のクロス検索では10件ありました。

また、生殖補助医療を受けると、通常妊娠の場合より低体重児がより多く生まれます（2・5％対6・5％）。低体重児には様々な合併疾患があり、先天性欠損症に加えて遺伝性疾患も生じてきます。通常出生児に比して巨舌と腹壁欠損、過成長を3主徴とするベックウイズ-ビーデマン症候群は4～6倍、網膜芽細胞腫は5～7倍、体外膀胱などまれな尿路系先天異常は7倍などです。ただし、生殖補助医療全体から見れば実数は少なく、それら全てが生殖補助医療に原因するのか確定的でありません。

体外受精のインフォームド・コンセント

医療方針の決定に当たっては、インフォームド・コンセントが必須です。つまり、患者側は医師が提案した医療について利益と不利益を医師側から全て知らされて、その医療方針に同意するか否か自己決定することになります。「その医療を受けない」という選択肢は恒に存在するので、それも含めた複数の選択肢を全て説明されることが自己決定（選択）の前提です。体外受精のインフォームド・コンセントには、その適応や手技、成功率、先天性欠損症や低体重児出生の可能性、妊娠しなかったときどうするかなどが必須の情報です。

日本産科婦人科学会は顕微授精に関する見解において、「本法以外の治療によっては妊娠の可能性がないか極めて低いと判断される」こと、「実施に当たっては、被実施者夫婦に本法の内容、問題点、予想される成績について、事前に文書で説明し同意を得ること」などに留意するように勧告しています。また、日本生殖医学会なども適切なインフォームド・コンセントを得るよう勧告しています。

しかし、体外受精や顕微授精をうたう施設の中には、インフォームド・コンセントの体裁をなしていないところがあります。残念なことに、先天性欠損症や低体重児出生の可能性について説明がないばかりか、「異常の発生はない」と断言する施設さえあります。希望する人は切羽詰まっていることが多く、医師の操作や誘導が加わった不適切な説明に容易に翻弄されてしまいます。生殖補助医療は基本的に自由診療制です。不適切な説明によって医師の収入増につながるようでは〝詐欺的〟です。医療専門職には倫理的に行動することが求められます。

体外受精における先天性欠損症の発生は一定の比率でみられます。したがって、それらの先天異常や先天障害を伴う出生を個人の責任に帰することは不適当と考えられます。「子は社会全体で育てる」とも言われますが、関係者へのケアも含めて必要な社会的支援を充実させることが大切と思います。

費用と効率の生命倫理

生殖補助医療にかかる費用

実際、生殖補助医療にどれほど費用がかかるのでしょうか。ある程度、公表している診療施設はありますが、それらの費用だけとも限りません。

限られた情報から類推すると、人工授精で1回当たり数万円、精子提供者に支払いがあれば10万円前後の追加費用が生じます。何回試みるかも課題ですが、それでも妊娠に至らない場合は体外受精となり、1回当たり50万円前後、顕微授精が採用されれば10万円前後が加算されます。つまり、大まかに１００万円ほどの費用がかかります。ただし、妊娠出産の成功率は著しく低いので、回数が多いと１０００万円を超えることもあるとされます。

ちなみに、渡航して代理出産などを望むなら、代理店があって利用者を募集しています。アジア諸国で卵子提供が数百万円、代理出産が５００万円前後かかるようです。それが米国で受けるとなると、卵子提供で５００万円前後、代理出産で数千万円でしょうか。

生殖補助医療が自由診療とされる理由

日本では、病気に罹ったときは健康保険制度の下、一部の自己負担で医療が受けられます。他方、妊娠出産や生殖補助医療は自由診療で私費です。その違いは、なぜなのでしょうか。

一つの理由に、「正常の妊娠出産は病気ではないので健康保険の対象にならない」とする考えがあります。「予防法は治療ではないので健康保険制度の対象外（破傷風など例外はあるが）」に通じる考え方でしょう。しかし、「予防法は健康保険の対象外」としながら、健康保険の対象としている〝実質的予防法〟は幾つもあります。たとえば、降圧剤は高血圧症によって引き起こされる脳卒中などの予防のために処方されます。本来、予防目的なので降圧剤は対象外のはずですが、健康保険で処方が認められています。「妊娠出産は病気ではないので健康保険制度の対象外」は詭弁に近いと言えそうです。健康保険組合が保険外の支援制度を整えているのは、ある種の〝負い目〟があるためかもしれません。

妊娠出産に健康保険が適応されないのには、もう一つ倫理的理由があります。

妊娠出産は権利ではないから

世界人権宣言（1948年）と世界保健機関（1946年）は、「達成可能な最高水準の健康を享受することは基本的人権の一つ」と規定しています。さらに、1966年の国際連合「経済的、社会的及び文化的権利に関する国際規約（A規約）」は、健康を基本的人権の一つとして調印国に遵守を求めています。日本はそれらに署名し、かつ日本国憲法は第25条に「すべて国民は、健康で文化的な最低限度の生活を営む権利を有する」と定めています。つまり、国は国民に平等に医療を提供する義務があって、その責務を果たす一手段が健康保険制度です。なお、A規約を批准していない米国政府には、国民に医療を提供する義務がありません。

そうなると、生殖に関連する医療は基本的人権が基盤になるのか、つまり「妊娠出産（子を産むこと）は権利なのか」が問われます。その点については、「性と生殖に関する健康／権利（リプロダクティブ・ヘルス／ライツ）」に関するカイロ国際人口・開発会議（１９９４年）で、「産む産まないを選択・決定するのは女性の権利（自己決定権）で、基本的人権の一つ」と認定されています。「中絶を選択・決定するのは当事者である女性自身で、他の人や宗教や国（法制度や人口政策など）によって侵害されてはならない」とあります。つまり、女性には、医師を通して避妊手術、避妊法、および妊娠中絶術を利用し「子を産まない」法的権利があるのです。

逆方向の二つの権利（産む権利と産まない権利）があると社会は混乱しますから、逆方向の権利（義務も）は同時に存在できません。「産まない権利」があるなら「産む権利」はないのです。かりに「産む権利」があるなら、誰か（国または男性）に「産ませる義務」が生じて、ひいては女性の自己決定権はなくなるでしょう。つまり、妊娠出産は権利ではないので、国が面倒をみる義務はないという理屈になります。

ただし、こういった権利・義務などの概念のみで妊娠出産を語ることはできません。子の福祉を保証するのは社会の義務です。したがって、産まれた子が不利益を受けないように福祉政策などによる社会的支援が求められます。その一環として、正常妊娠出産や生殖補助医療への補助や支援があるとみなせるでしょう。それらの課題を考える前に、生殖補助医療の実態をみてみます。

生殖補助医療の実態

国立社会保障・人口問題研究所の「第15回出生動向基本調査（結婚と出産に関する全国調査、２０１６年）」によると、不妊が心配な夫婦は35％、不妊治療や検査を受けたことのある夫婦は全体の18・２％でした。また、日本産科婦人科学会は、毎年、生殖補助医療の成績をまとめて報告しています。そのARTデータ集によると、２０１２年度の体外受精治療周期数は８万２１０８件で出生数は４７４０人、顕微授精治療周期数は12万５２２９件で出生数は５４９８人、凍結融解胚治療周期数は11万９０８９件で出生数は２万７７１５人でした。

治療周期数とは体外受精や顕微授精のために行われた採卵例数と凍結融解胚移植例数を合わせたもの、つまり体外受精関連の処置を受けたその年の総数で、途中で止めた例を含みます。

それらの値から２０１２年の出産成功率を単純計算すると、体外受精は５・８％、顕微授精は４・４％、凍結融解胚治療は23・３％となります。

１９９２年の体外受精は１万７４０４件で出生は２５２５人（成功率14・５％）、顕微授精は９６３件で出生は35人（成功率３・６％）、凍結融解胚移植は５５３件で出生は66人（成功率11・９％）でした。この20年間に体外受精の成功率が低下しています。その理由は、生殖補助医療を受ける女性の年齢が高くなりつつあることが要因とARTデータ集から読み取れます。

生殖補助医療への助成

生殖補助医療は多額の費用がかかるのに、健康保険制度の対象外です。そのため、利用者から支援を求める要望があって、費用の一部を助成する厚生労働省の特定治療支援事業が始まりました。対象となるのは、法律上の夫婦が体外受精や顕微授精を受けるときです。妻の年齢が43歳未満とか所得制限などの条件があって、通算助成回数は初めて助成を受けた際の治療期間の初日における妻の年齢が40歳未満のときは6回、40歳以上では通算3回までです。

助成金額は、条件によって1回の治療当たり15万円から30万円です。特定治療支援事業を受けたのは、当初2004年度が1万7657件で、2013年度には14万8659件に上りました。他に、自治体によっては独自に追加の助成を行っています。

費用と効率は生命倫理で大切な課題

日本産科婦人科学会によると、総治療回数中、出産できた割合は、30代前半で20％程度、後半では15％前後、40歳で10％を下回り、42歳で5％を下回り、45歳以上は1％を下回ります。日本産科婦人科学会の公表データには、治療が何回目なら出産に至る割合は何％か、一人平均何回治療を受けたか、また一人当たりの累積の出産率などが示されていないので、正確なことはわかりません。

しかしおそらくは、初回は比較的成功率が高いでしょう。様々なデータから、30代で初回治療の場合は30％が出産できるようです。1回目で出産まで至らなかったのは何らかの理由があるはずです。したがって、2回目を受けて出産できる確率は1回目よりも低くなるでしょう。2回目は3割減とすると21％となります。3回目はさらにその3割減で15％。4回目は同様に10％となります。公費補助回数（6回）などを考慮すると、おそらく平均3～4回は試みているでしょう。4回目治療までの出産の確率を平均すると

19％となります。毎回３割確率が下がるという仮定はおそらくそう間違っていないと思われます。１人が出産できるために治療が必要な人数は、４回目は10人、６回目は20人、７回目では25人、10回目になると１００人です。つまり10回目ともなると、１００人が治療を受けて出産できるのは１人だけということを意味します。40歳以上は計算するまでもなく惨憺たる数値です。

このように生殖補助医療による妊娠出産の成功率は非常に低く、助成金が本来の目的にかなっているか疑問です。多分、少子化対策の掛け声もあって、この特定治療支援事業は継続されるでしょう（註43）。全て私費ならば、他人の口出しは無用ですが、公費を使う医療は根拠に基づいて行われる必要があります。

公的助成は、ある意味、その医療への権威づけになるので留意が必要です。有り体に言えば、質の著しく低い医療に公費を充てることは倫理的に正当化されません。無益な助成は、利用者に処置が有効と誤解を与え幻想を助長します。政策立案者には、年齢制限や助成回数を厳密にするなど特定治療支援事業の改善が求められます。

註43：令和２（２０２０）年度第三次補正予算で所得制限や助成金などに一部拡充あり。

生殖補助医療の大きな課題、いつ止めるのか

これだけ効率の悪い医療でも、「次は妊娠するかもしれない」などと囁かれたら、なかなか止める決断ができません。『不妊治療のやめどき』（ＷＡＶＥ出版）という成書さえあるくらい、生殖補助医療を止めるのは困難です。繰り返し受けている利用者は莫大な経費を既に

費やしたこともあって、中止するという決断がさらに難しくなります。

しかし、条件にもよりますが、生殖補助医療を繰り返し受けて出産できる希望は幻想でしかありません。生殖補助医療を提供する側は、治療が止められない利用者に寄り添いつつ、利用者が理性的な判断ができるよう心理情緒面も含めて支援することが必要でしょう。繰り返しますが、生殖補助医療提供者には不妊治療の終結を利用者と話し合う倫理的責任があります。

妊娠出産の成功率1％などまともな医療でないという意見があります。しかし、その場合の治療必要数100という値は、巷にあふれる非効率な医療の中にあって、実は効率がいいほうです。たとえば、コレステロール低下剤に心筋梗塞予防効果があったと仮定しても、閉経後女性への治療必要数は5000ほどで、利益より害が多いのが実情です。

医療者も含めて人々は低水準の現行医療に慣らされて、医療に対する誤解と幻想の中に漬かっています。適切な医療方針決定には、医学的根拠に基づいた冷静で理性的な対応が患者にも医療者にも求められます。

生命倫理に反する代理出産

代理懐胎、代理出産、代理母、借り腹など

「試験管ベビー」に始まった生殖補助医療に関する生命倫理の総合的検討は、1982年に試験管ベビーの母国英国にウォーノック委員会が作られて始まりました。

ウォーノック委員会には哲学と宗教、倫理、法律の専門家が参加して、生殖補助医療の社会的、倫理的、法的側面を検討し、1984年に報告を公表しました。検討された課題は、体外受精、代理懐胎、生殖細胞の凍結保存、胚の研究目的利用などです。体外受精に続いて代理懐胎を扱います。

用語が結構紛らわしいので整理します。代理懐胎（出産、母）には、夫の精子を妻以外の第三者に注入して妻の代わりに妊娠・出産してもらう伝統的代理母（traditional surrogacy）、及び夫妻の精子と卵子を体外受精して作った受精卵（胚）を妻以外の第三者の子宮に入れて、妻の代わりに妊娠・出産してもらう借り腹（gestational surrogacy）の2種類あります。

前者は〝伝統的〟代理母と言うだけに、夫が正妻以外の女性（側室など）に産ませて、正妻が産まれた子の建前上の母となる歴史的やり方そのものです。ここでは夫の血統は引き継がれますが、正妻と子に血縁関係はありません。子にとって母親は2人になり、正妻と側室という身分上の違いがこの伝統的な代理

母制度を成り立たせていました。

後者の借り腹は、文字どおり依頼側の夫妻が「他の女性の子宮を借りる」ことです。つまり、体外受精が前提にあって出現した新しい代理懐胎（出産、母）の形です。

生命倫理的な課題は後にふれますが、用語の意味合いを考えただけで、この問題は一筋縄で行きそうもないことがわかると思います。ここではウォーノック報告のように、前者と後者を合わせて代理出産という用語を使います。

代理出産は生命倫理の原則に反する

厚生労働省の厚生科学審議会生殖補助医療部会は2003年「精子・卵子・胚の提供等による生殖補助医療制度の整備に関する報告書」で、「代理懐胎（代理母・借り腹）は禁止する」と提言しました。

代理出産は、「人を（専ら生殖の）手段として扱ってはならない」という人間の尊厳と基本的自由をうたう生命倫理の原則に反します。加えて、妊娠・出産は命に関わります。場合によっては、産みの親と遺伝上の親が争ったり、状況によっては産まれた子の行き場がなかったりという子の福祉にとって見過ごせない事態さえ起こります。したがって、代理出産禁止の方針は生命倫理的に適切な判断です。

日本学術会議も2008年に、「生殖補助医療の在り方検討委員会」が最終報告書で、代理出産の原則禁止を盛り込んだ「生殖補助医療法」（仮称）を定めるように提言しました。そこでは、違反者は法的に罰すると踏み込んだ提言も盛り込まれました。一方で、子宮のない女性や代理出産以外に血縁関係の子を産めない場合などは、公的機関の厳格な管理の下に試行の道も残すとしました。

頓挫した法制化の動き

こうして代理出産の法制化が行政と国会に投げられましたが、野ざらしになっています。「代理出産禁止」の方針が日本社会に受け入れられなかったためと考えられます。

たとえば、無作為に抽出された20～69歳の男女４０００人を対象とした厚生労働省の２００３年の調査によると、「借り腹を認めてよい」が46％、「認められない」は22％でした。容認派は年々増え、２００７年の同調査では「認めてよい」の54％は「認められない」の16％より圧倒的多数に上りました。認めてよい理由に挙げられたのは「病気の人でも子を持てる」で、認められない理由は「人を生殖の手段に使う」「親子関係が不自然」「妊娠は自然であるべきだ」などでした。調査手法の限界ゆえでしょうけど、代理出産の問題にはそれ以上踏み込んでいません。

これでは行政も議員たちも「代理出産禁止」という趣旨の法制化に二の足を踏むのも当然です。結局、生殖補助医療に関する法制化は頓挫して（註44）、現在は日本産科婦人科学会の倫理指針で代理出産が禁止されているのが実情です。

代理出産の実情は

報道によると（２００８年4月4日）、諏訪マタニティークリニックの根津八紘院長がそれまでに代理出産を試みた15例のデータをホームページで公表しました。さらに、1例の代理出産を予定しているとありました。同院長によると、「代理出産に関する国の法律はないた

註44：２０２０年12月４日成立。先送りされた課題は多い。

め、当病院では代理出産に関する独自のガイドラインを設けて実施してきた」とのことです。今回、改めて諏訪マタニティークリニックのホームページを参照すると（２０１７年12月25日アクセス）、「当病院ではこれまでに21例について代理出産を試み（２０１４年3月末現在）、14例出産16人誕生」とのことです。２０１４年４月以降増えていない理由は不明です。

法制化されていない現状では、当事者たちが秘密裏に代理出産しても他者にはわかりません。取材で明らかにされた例として、「東京・歌舞伎町　中国人74組利用」の見出しで、「中国の富裕層夫婦74組が、仲介業者に費用１５００万円を支払い、日本国内で代理出産させていた」と、驚きの実態がありました（毎日新聞、２０１６年3月19日）。中国と日本を結ぶ闇社会が関与し、代理母は在日中国人や日本人女性で、都内の不妊治療クリニックが担当したそうです。

また、インターネット上には、渡航しての代理出産を勧める代理店の広告がたくさんあります。代理出産ビジネスがグローバル化し、悪質な仲介業者による被害も出るなど代理出産ビジネスは国内・海外を問わず問題が山積です。

代理出産の様々な問題

厚生科学審議会生殖補助医療部会が懸念したことも含めて、代理出産には他にも様々な問題があります。それらについて、問題がより鮮明化する海外事例を主にみてみましょう。

第一に、法で公認された世界最初の代理母、エリザベス・ケインさんの事例です。彼女は１９８０年に代理母になることを決めて、その7年後には自分の経験を元に『バースマザー　ある代理母の手記』（落合恵子訳、共同通信社）を出版しました。彼女の経験を日記風に記した中で、代理母となる同意は彼女の主治医と弁護士、聖職者によって〝操作〟された結果で本意ではなかったこと、産んだ子を真の意に反して手放して抑うつに陥り苦しみ引きこもったことなどが描かれています。

また、ニューヨーク州では「ベビーM事件」が発生しました。この事例は、依頼者の夫の精子と代理母の卵子を用いて人工授精し、代理懐胎して出産後は直ぐに養子契約に署名し親権を放棄すると代理母は契約していました。しかし、代理母（卵子提供者なので実母でもある）は出産後、報酬の受取りと子の引き渡しを拒否しました。１９８７年、裁判でいったんは契約は有効とされたのですが、１９８８年のニュージャージー州最高裁は契約を無効と判決しました。そこでは通常の離婚訴訟に準じて扱われて、父親を精子提供者、母親を代理母とし、親権は父親に与えられて、代理母には訪問権が認められました。

いずれも30年ほど前の事例ですが、これら米国の2事例をみただけでも代理出産には法的問題があり、また女性の心理面への影響が大きいことが浮き彫りになりました。背景には、単に気が変わっただけでは済まされない大きな生物学的要因が含まれています。

代理母にとって産まれる子は〝実子〟

生物学的要因とは、「代理出産でも、遺伝的なつながりとは無関係に母子間のつながりが生じる」ことに関連します。具体的には、胎児のＤＮＡや遺伝子の出処に関わりなく、妊婦は胎児を子宮内で育てて出産することになります。要するに、胎児のＤＮＡや遺伝子が誰からのものであっても、妊婦は懐胎から出産の過程において愛着ホルモンが働くのは同じなので、脳は〝実子〟として認識します。代理出産の仕組みは、代理母にとって〝実子〟を取りあげられることを意味するのです。

生物としてのこの根源的な関わりについて日本社会は無関心のようですが、代理出産の問題で最も重要な点だと思います。それに対して、欧米の文献には手厚いカウンセリングで乗り越えようという提案がありますが、背景に生物学的要因があるのでカウンセリングで対応できるとは思えません。代理出産は非倫理的だという以前に、生物学的に不適切なのです。

前述のウォーノック委員会も「代理出産は法的に禁止が適当」と結論づけました。1988年のニュージャージー州最高裁の代理母契約無効の判決は、その報告の論理に沿っています。また、ウォーノック委員会当時は脳科学面の根拠は知られていませんが、母子間の愛着関係ゆえに代理母から子を取りあげるのは問題として、その重要な関係性を絶つのは違法だとして子を引き渡すという事前契約は違法としています。

日本社会が代理出産に寛容な理由がよくわかりませんが、代理出産には他にも多くの課題があります。

揺れ動くアジアの代理出産

先ず、代理出産を認めていたタイで日本人が関与した例を見てみましょう。2014年、MS氏(24歳)が16人以上の女性に代理出産させていた〝ベビー工場〟が話題になりました。真相は不明ですが、100人以上の子で巨大家族を作るのが目的と言われました。メディアに暴露され、タイ警察とインターポール(国際刑事警察機構)が出動しました。警察が関心を寄せたのは、以前から人身売買や臓器密売目的に女性を監禁して産ませる〝ベビー農場〟がアフリカや南米にあったからです。

ＭＳ氏の代理出産は隣国も巻き込んでいました。代理出産に限らず、隣国の人々は設備の整ったタイへ行って医療を受けます。カンボジアの妊婦がタイへ行っても、通常の妊娠か代理懐胎か判別できませんので、取り締まる手段はありません。あるいは、ラオスへ妊婦を送ってタイの医師が面倒をみたりします。そのような状況で女性は外国へ送られて奴隷のような扱いをされ、被害を受けても対処手段がなく孤立します。報酬を支払われないこともあり、医療事故があっても放置されるのが実情です。

対策として、カンボジアは２０１６年10月に代理出産を禁止し、産まれた児は出国できなくなりました。しかし現場は混乱し、結局、１年後に一転して代理出産児の出国禁止を解除しました。子の正統な親権者が正規の書類を整えて、カンボジア大使館に子の発育状況についての最新情報を提供し続けるなどの条件付きです。

タイでは、別の代理出産も話題になりました。２０１４年、依頼人であるオーストラリアの両親は産まれた双子の一方の健常な女子を連れ帰り、他方のダウン症男子は引き取りませんでした。これらオーストラリア人と日本人ＭＳ氏の行為が契機となって、２０１５年にタイは外国人がタイの女性を代理母にすることを禁止しました。タイ人夫婦は代理出産を依頼できますが、商業的代理出産は禁止で、違反者は最高10年の服役です。

ちなみに、ベトナムは２０１５年に婚姻家族法改定で無償の〝利他的代理出産〟を夫婦に認めました。国籍は問われないので国外の依頼者にも開かれていますが、要件が厳しいので限定されます。

インドの状況

２００２年、インドは商業的代理出産を合法化し、遺伝子上の両親を法律上の両親と定めました。代理懐胎の前に全ての書類が整えられるなど依頼者に好都合の仕組みを多くの州が作り、代理母が住む専用施設まで作られました。インドの国民的人気映画俳優などが利用して話題になり､費用が安いために欧米や、オーストラリア、イスラエルなどから依頼者が殺到しました。

しかし、そんな依頼側に有利な状況の対極には弱い立場の代理母がいます。問題の増加と複雑さから、２０１２年に男性同性愛者の利用が禁止されました。しかし、抜け道として、彼らは体外受精で懐胎させた代理母をネパールに送って出産させる方法をとりました。依頼者男性はネパールへ行って、代理出産児を獲得します。２０１５年のネパール地震で中断されてからは、ケニアなどから女性を呼んで代理懐胎させて、母国に戻して出産させる手法に変わりました。

このような代理出産ビジネスのグローバル化によって、悪質な業者による被害は女性と新生児に集まります。遂に、インドも２０１７年3月に全ての商業的代理出産を禁止する法を施行しました。今では、子のない異性愛者の夫妻に限って無償の〝利他的代理出産〟が認められます。

代理出産ビジネスと中国人

中国人が日本で代理出産させていたことは前述しました。より富裕な中国人は、代理出産が公的に認められている米国に渡航して２０００万円ほどかけて代理出産を依頼します。その実態は、ＮＨＫ「いのち爆買い～米中・過熱する不妊ビジネス～」（２０１７年12月24日）に紹介されました。

中国は法で代理出産が禁止されています。２００６年に一人っ子政策を廃止した余波で、40歳台で２人目を望む女性が多く５０００万人ほどに上るとされます。それら夫婦が米国に大挙して押し寄せ、「津波」と表現される事態になっています。

米国は、州毎に（郡毎にも）代理出産に関する法制度が異なり、商業的代理出産を禁止している州もあります。また、「産みの母が母」とする法制度を採用する州が大勢です。ただし、自由度の高いカリフォルニア州は「遺伝子上の両親が両親」と認定されます。そのため、東洋から太平洋岸のカリフォルニア州に渡る依頼者がたくさんいます。

あるクリニックは年間１４０人ほどを受け付け、９割が中国人です。希望する卵子提供者は美人の東洋人で価格は１００万円ほど、日本人女性の卵子はときに４００万円という高額で取引されます。彼らは白人またはヒスパニックの代理母を望みますが、代理母の応募者が多く供給に不自由しません。２人目の子は異なる性別を希望するため依頼者の８割から９割は男女の産み分けを希望します。

しかし、26週以下の早産児は受け取りを拒否して廃棄物処理することを要求するなど、文化の違いは大きいようです。また、中国の仲介業者に費用をだまし取られるなど問題が相次いでいます。しかし、中国と米国で需要と供給が一致した状態になっているのでしょう。

代理出産の生命倫理

代理出産は、「人を手段として扱ってはならない」という人間の尊厳と基本的自由をうたう生命倫理の原則に反します。また、妊娠・出産は命に関わることで、気軽に選択できる医療ではありません。場合によっては産まれた子の福祉面で見過ごせない事態に陥ったりします。したがって、代理出産禁止は生命倫理的に適切な方針です。

しかし、日本は前述したように代理出産に賛成の人が増えています。推測ですが、厚生労働省の調査結果にあった「子を産めない人でも子を持てる」や「そこに技術があるから使うべき」あたりが理由と思われます。公的管理の下に代理出産を容認するとした日本学術会議の姿勢も一般人同様と推察されます。

「子を持ちたい希望」は、ある意味、錦の御旗です。しかし、「依頼者の希望」だからといって、医療は必ずしも応えられません。たとえば、「生命維持」は人々の願いでしょうけど、それに対応する医療の義務は「良質の医療の提供」です。結果として生命が維持されても、医療の義務からではありません。つまり、「子を持ちたい依頼者の希望」はあるでしょうが、生命倫理的に問題のある医療は「良質の医療」と言えませんので、その希望に直接的に応える義務はありません。むしろ、心理情緒的な支援や養子縁組といった代替策を話し合うことが適切な対応になると思います。

後者の「そこに技術があるから使うべき」には、２００４年にヨハネ・パウロⅡ世が人工的栄養補給に関して「そこに技術があるのだから、遷延性植物状態患者に施行せよ」と命じたことが思い起こされます。宗教的規範なら技術についての熟議は不要でしょう。しかし、それでは思考停止です。技術も大切ですが、その技術が生命倫理的に適切か否か、導入前に熟考が必要です。

インドやベトナムが容認している〝利他的代理出産〟は生命倫理的にどうでしょうか。

子宮がないなどの理由で子を産めない女性に代わって、出産経験のある母や姉妹が代理出産する例があります。日本にも子宮を切除した女性の卵子を使って、その実妹が代理出産した例があります。家族間の代理出産は「それこそ家族愛の発露で利他的代理出産だ」として実践されます。しかし、「家族のため」という見えない圧力が生じて、不適切なインフォームド・コンセントにつながる可能性があります。また、生物学的要因によって代理母は産まれる子を〝実子〟と捉えるために家族関係がかえって複雑になることが考えられます。結局、「利他的代理出産」にも問題があり、代理出産は生命倫理的に不適切とする結論は覆せません。

代理出産禁止の必要性

代理出産は、国毎に法制度が異なり、容認されても厳しい要件つきです。グローバル化で代理出産しやすい国に殺到して、問題が起こって禁止されると、別の国に殺到することを繰り返しました。少し前までインドや東南アジアへ行っていたのが、今はロシアやウクライナへ押し寄せているようです。富裕層は渡米するわけですが、そういった現象自体が代理出産に問題が多いことを表します。

「海外の話で日本は関係ないよ」と思われるかもしれませんが、日本では代理出産が闇社会の資金源になっていることはすでに紹介しました。法制化しなければ、代理出産が闇社会の資金源であり続けるでしょう。一方、代理出産を公認してきちんと管理すればよいという意見もあるかと思います。しかし、その結果が今の米国の姿であることを学ばなければなりません。

インドでは「代理出産を再開せよ」という女性たちのデモが生じています。彼女たちには重要な収入源となるからです。こういった経済格差が代理出産につながるのは米国も同じで、経済的格差が代理出産容認の理由となって生命倫理より優先されるという社会は不健全です。代理出産という行為自体が生物学的に不適切であることはすでに説明したとおりです。対策としては代理出産を法的に禁止する以外にないと思います。そして、タイにおけるＭＳ氏の所業を見れば、海外事例にも適応できる法にする必要があるでしょう。

代理出産の解決策として子宮移植が挙げられ、実際に移植した子宮を持つ女性が出産にまで至っています。代理出産の生命倫理を考えてきたところで、医療とは何かを考えさせられる事例です。

体外受精の父子関係

生殖補助医療の親子関係

親子関係については、生物的側面、社会的側面、生命倫理的側面などの課題がたくさんあります。裁判にまで持ち込まれる例があとを絶ちませんが、ここは生殖補助医療関連に絞ります。

２０１８年４月26日、各メディアに体外受精に関する判決が報道されました。ある女性が別居中の夫に無断で凍結保存されていた夫との体外受精卵を用いて２０１５年に女児を出産し、夫の子として届け出ました。その翌年、２人の離婚が成立したそうです。元夫は父子関係のないことを認めるよう裁判に訴えたのですが、大阪高等裁判所も奈良家庭裁判所と同じく男性の訴えを退けました。その根拠は、「妻が婚姻中に妊娠した子は夫の子と推定する」嫡出推定の民法第７７２条の規定です。父子関係不存在が認められるには、夫の子でないという明らかな事由が必要となり、夫が「服役中」または「失踪等の行方不明」が要件となります。この事例では、別居中でも交際があり、親子関係不存在を認める要件に該当しないと判断されました。

なお、家裁は「体外受精児に父子関係が認められるには、受精卵保存のみならず母胎への移植にも夫の同意が必要」と指摘しましたが、大阪高裁はその点に触れませんでした。生命倫理的には女性側に非があります。男性側の上告に現法体系がどういった判定を下すのでしょうか（**註45**）。

生殖補助医療の父子関係

自然界の生殖行動に準じた生殖補助医療による父子関係については、従来の考え方をそのまま踏襲できるでしょう。第三者の精子を利用した人工授精がその例です。ヒト社会では、妻が夫以外の精子で妊娠することは稀ではありません（**註46**）。生殖補助医療といっても、単に精子の運搬手段が異なるだけであれば、第三者の精子を用いた人工授精でも社会的な夫婦が親となります。ただし、生殖補助医療では夫が自分の子ではないと主張したり、精子提供者が父親を主張したりするかもしれません。

そこで法整備が必要となり、厚生労働省の厚生科学審議会生殖補助医療部会は「父子関係は同意により定まる」とし、甲案「同意者＝父」、乙案「同意した者は嫡出否認の訴えを起こせない」のいずれか明記することを提言しました。精子提供者については、「父子関係は生じない」となります（卵子提供も同様）。

他に、生殖補助医療における父子関係については、「出自を知る権利（父を知る権利）」や血統に関するＤＮＡ検査が俎上に上ります。

生殖補助医療で生じる死後認知について

２００２年、妻が夫の生前の凍結保存精子を用いて妊娠し出産したことがあります。死亡

註45：２０１９年６月５日、上告を棄却する決定によって男性側の敗訴が決定した。裁判官全員一致の判決だった。

註46：子が夫の子でない頻度は西ヨーロッパで全体の1～3％（Heredity 2015;115:396）、何らかの事情で紛争になった事例は、メキシコで30％（J Forensic Leg Med 2018;55:1）、ナイジェリアで17％（Niger Postgrad Med J 2004;11:187）ほどだった。

した夫の子とする届出を断られた女性は、夫の子としての認知を求めて国を提訴しました。いわゆる「死後認知」の請求です。地方裁判所は訴えを棄却したのですが、高松高等裁判所は一転して死後認知を認めました。「自然な父子関係にあるので認めない理由はない」というのが論旨でした。

それに対し、２００６年、最高裁は「死亡で婚姻関係は消失したので夫の子と認知できない」と結論しました。「想定外の事態だが、父は死亡しているので法的関係が存在しないので親子関係も存在しない」との理由です。ただ、「生まれた子に不利益の生じない何らかの手立てを整えるのは社会の責務」と指摘し、「血縁関係者のみに委ねるのはむしろ子に不利益となりかねない」と母子への配慮を示しました。想定外の事態に備えるのは難しいですが、最高裁判決に社会は応えることが求められます。

なお、日本産科婦人科学会などは、判決を受けて「精子の保存期間は夫の生存中に限る」などの倫理指針を設けました。

日本社会を混乱させる要因に戸籍制度があります。戸籍は中国文化圏にみられた徴税や労役など人々を徴用するための制度で、現在も機能しているのは世界で日本のみです。戸籍制度は婚外子や非嫡出子など差別の源となったり、無戸籍状態で様々な不利益が生じたり、何よりも制度の維持費用は法外です。戸籍制度は有害な制度で廃棄するだけで多くの利益が生じます。

どちらが「母」か

「産みの母」を母とする理由

「DNA上の母」を母とするか、「産みの母」を母とするかが議論になることがあります。「産みの母」を母とする理由は、懐胎・出産する母親は卵子（受精卵）提供者よりも子に寄与し、より大きな身体的危険を負い、より心理的に子につながり、卵子（受精卵）提供者よりも容易に身元を確認でき、出産において産まれる子を保護し治療方針決定するために子と一緒にいることが確実なところにあります（G・J・アナス．患者の権利．明石書店）。

さらに、「産みの母」を母とする根拠に、母胎間の生物学的つながりがあります。代理母ケインさんの事例やベビーM事件（224〜225頁）では、いずれも代理懐胎し、出産後は子を依頼者に引き渡す契約がありました。しかし、前者は産んだ子を手放してから、後者では産まれた子は手放せないと考えを翻しました。背景に、懐胎・出産する母はDNAと関わりなく、彼女の脳が産んだ子を〝実子〟と認識する生物学的要因があります。そのため、産んだわが子を分娩直後に離されることに苦痛を感じ、時間を経てからは愛着関係が深まるのでなおつらく感じます。ウォーノック委員会は代理母から子を取りあげるのは非道で、その重要な母子間の愛着関係を絶つのは違法とし、子を引き渡す事前の契約は違法と断じました。

なお、妻（正室）が別の女性（側室）に夫の子を産ませる伝統的代理母では、正妻が「社会的な母」となります。しかし、各種歴史物語は、側室が「産みの母」として認められていたことを示唆しています（註47）。

それでもなお「遺伝上の母を母とせよ」という意見があり、現実にそうしている国や地域がありますので、その論理をみてみます。

註47：西洋も同様だったことが旧約聖書の伝統的代理母の物語からうかがえる（パール・バック・聖書物語旧約篇・社会思想社）。子のないラケルは夫のヤコブに召使い女のビルハをあてがい、ビルハに子を生ませて自分の子とした。ヤコブは妻子と召使いたちを引き連れ大家族となった。

「依頼者を母」とする意見について

ある特定の夫婦には自分たちのＤＮＡを持つ子を得る唯一の手段なので代理出産を禁止すべきでないとする論理があります。代理母は金銭目的でなく、女性から女性への利他的思いやりにより、その思いやり行為は危険を伴う尊いものとされます。また、女性の「性と生殖に関する権利（リプロダクティブ・ライツ）」によって、自分の権利に従い結ぶ契約は個人の自由とし、それは搾取ではないし、代理母への支払いは貧富の差ゆえではなく報酬であると主張します。さらに、母子のつながりは成育過程で形作られるもの、いわば将来の課題で、懐胎・出産における問題ではないともされます。そして、血縁者でない子を育てる意思のない者を母と呼ぶのは不適当であり、子の福祉を優先すべきなら「依頼者を母」とすべきとします。

いずれも代理出産を是とする考えの上に成り立つ論理で、それらの問題の多くはすでにふれました。「血縁者でない子を育てる意思のない者云々」については、出産後に養子縁組して「依頼者が母になる」現行の仕組みで、生まれた子の福利に不利益は生じません。

「代理母になる選択をするのは個人の権利だ」は、正当に聞こえます。しかし、たとえ女性が自己犠牲の上に代理母を選択した場合も、自分を「産む機械」とみなしたことに変わりありません。「自分の身体なのだから何をしてもよい」という考えは、生命倫理の根源となる人間の尊厳と基本的自由を冒すことになります。

ちなみに、血統至上主義は皇帝や王の血統を維持するため歴史的に存在してきた考え方です。そのため、彼らの交合は厳しく監視されていました。しかし、現代の普通の人々にとって価値ある考え方なのか疑問です。

「依頼者を母」とするのは商業的代理出産を推進するため

商業的代理母制には「依頼者を母」とする法制化が付きものでした。実際、「依頼者を母」とする国や地域の代理出産産業の実態をみれば、代理出産容認の法制化は「子を持ちたい」依頼者の希望を錦の御旗としつつ、実際には経済的利得にあることがわかります。貧富の格差の存在が前提にある代理母制は、女性を産む機械とみなし搾取する現代の奴隷制ですから、禁止が妥当でしょう。

そうなると、次なる課題は「純粋に利他的な代理出産」です。商業的代理出産を禁止したインドやタイは利他的代理出産を認めています。アジアでは、ベトナムも２０１５年に婚姻家族法改定で無償の利他的代理出産を認めました。英国やオーストラリアなどのように法制化の当初から利他的代理出産のみを容認している国もあります。

では、純粋に利他的な代理出産があるのでしょうか。

利他的代理出産の生命倫理

利他的代理出産には、文化や多様な要因が絡んで複雑です。

カナダは家族や友人のためなら代理母を引き受けるという人が多数派で、見知らぬ人には提供しないとされます（June 29, 2012, documentary Channel）。

一方、日本では既に姉妹間での代理懐胎・出産が報告されていますが、厚生労働省研究班「生殖補助医療技術についての意識調査２００３」によると、「精子・卵子を兄弟姉妹に提供したいか」に対して、「提供したい」と「提供しない」「わからない」が大まかに3分の1ずつでした。どのような要因がこれらの人々の考え方の違いに関係しているのかは不明です。

ただ、インドでは家族に危険を負わせられないゆえに、「姉妹間などでの利他的代理出産はタブー」とされます（Nov 4, 2016, Asia Times）。

米国は多くの州で商業的代理出産は禁止されても、利他的代理出産は合法とされています。利他的代理出産を依頼する夫婦は、代理懐胎・出産を引き受けた女性が家族や友人であるため代理母への信頼度が商業的代理出産の場合より強いとされます。しかし、他方では、「性行為を伴わなくても不倫の臭いがするので、友人や兄弟姉妹間ではなおさら複雑」という意見があります。

兄弟姉妹間の代理懐胎・出産には、見えない文化の圧力も考慮しなければなりません。かりに家族内に1人しか代理母候補者がいない場合、受けて当然だと見えない圧力がその人にかかって、真にインフォームド・コンセントが成立するか疑問です。

利他的代理出産に賛成の意見には、代理母が利益を目的としないため商業的代理出産より廉価という点があります。それでも、実費とは言え、金をもらうことに引け目を感じるでしょう。カナダのように商業的代理出産は禁止されても、実費と称して2万ドルほどが支払われる国もあります。時に10万ドルかかることもあり、そうなると米国の商業的代理出産とあまり変わりません。多分、純粋に利他的な代理出産はあるのでしょうけど、推奨できる手段ではないと思います。

現時点で日本は「産みの母」が母

最高裁判所は、2005年、米国で第三者から卵子提供を受けて夫の精子と体外受精させ、別の女性に代理懐胎・出産させた事例で夫の配偶者を母とする出生届を認めませんでした。また、2007年には、タレント夫妻が米国で自分たちの受精卵から代理出産で得た子の出生届が争点となった例で、最高裁判所は代理出産について子の母は懐胎・出産した女性であり、卵子(受精卵)を提供しても懐胎・出産していない女性との間に母子関係は認められないとしました。

最高裁判決は、生殖補助医療の動きに法律が追いつかない現状を認めて、立法によって解決が図られるべきとの意見付きです。厚生労働省や日本学術会議の作業部会、及び法務省法制審議会中間試案(2003年)とも「産みの母」を母としていますが、異なる意見を持つ人が多く、また生命倫理を語る人にも代理出産を容認せよと主張する人がいます。日本は商業優先の文化なので、法制化に当たって予断を許しません。

厚生労働省と日本学術会議の作業部会が生殖補助医療に関する法制化の提言をしてから10年が経過しました。国会に動く気配がないのは、日本社会に代理出産容認派が多いことが理由と思われます**（註48）**。多胎懐胎や障害児懐胎と判明したとき、誰がどうすべきなのかなど、法に定めるべき課題があり、生命倫理に適う法整備を望みます。

他にも生殖補助医療には医療技術的課題、利用者への身体的・心理的負担など多くの課題があり、それらは医療一般の課題と通じますので、「生」を扱う中でみていきます。

註48：２０２０年12月４日、生殖補助医療法が成立したが、代理出産に関しては今後の課題となっている。

着床前診断

生殖補助医療から出生に至る過程の生命倫理

生殖補助医療から出生に至る過程に位置する大きな話題に着床前診断があります。体外受精卵を子宮に着床させる前、受精卵が4～8個に分割した段階で（この時点なら1個が胚として普通に生育する）、そのうちの1個を調べて特定の異状を有するときは、その受精卵の使用を中止するという技術です。

この手法は、１９８８年に劣性X染色体連鎖疾患の出生を防止する目的で行われました（Nature 1990;344:768）。これは伴性遺伝性疾患なので、受精卵のY染色体の存否（つまり性別）を調べるだけで目的は達せられました。この手法の出現前は、羊水検査や絨毛生検という母胎にかなりの侵襲を伴う診断法が採用されていました。着床前診断法自体に母体への負荷はありません。今では、性別だけでなく、染色体や遺伝子まで調べて、異状がなければ着床させる手法となっています。

着床前診断の技術的課題

当初の染色体を調べる着床前診断法は、着床前遺伝子検診（preimplantation genetic screening）と称されます。遺伝子診断技術は日進月歩で、今は染色体検査から遺伝子の検査へと発展して着床前遺伝子診断

(preimplantation genetic diagnosis）と呼ばれます。技術が適切に評価される前に実践が広まってしまう傾向は、着床前遺伝子診断にもみられます。

受精卵は数回の分裂を経てから検査されますが、遺伝子異常は何段階目の分裂かによって変わることがあります。その理由として「遺伝子は変異しうる」という他に、遺伝子には自己修復能力があるので、ある分裂段階の検査で異常と判定されても、次の分裂の後に検査すれば正常に回帰している場合もあり得ます。このことは、染色体異常という「大まかな変化」を検知するときは無関係ですが、微細な遺伝子変化を検知する際は問題となります。要するに、着床前遺伝子診断は、発展途上の判定法と言えるでしょう。

ただし、実用化されている着床前遺伝子診断の対象は、そこまで微細な変化を調べる必要のない病態です。適応となるのは、劣性X染色体連鎖疾患と習慣性流産を引き起こす染色体異常、常染色体劣性疾患、常染色体優性疾患などです。疾患名では嚢胞性線維症や血友病、βサラセミア、鎌形赤血球症、デュシェンヌ型筋ジストロフィー、ハンチントン病、脆弱性知育発育不全X症候群に英国で着床前診断が認められます。

また、事情によって着床前診断の扱いが変動します。たとえば、ドイツは２０００年頃までは「着床前診断は禁止」が主流の考え方でした。それが２０１０年前後の裁判などを経て、２０１１年の法改正で禁止から限定的容認となりました。英国は対象を限定して容認し、定期的に見直し作業を行っています。その経緯で、いわゆる「救助弟妹（saviour sibling）」出生のための着床前診断が条件付きで容認されました（詳細は後述）。

着床前診断の生命倫理的課題

着床前診断には技術的に不確定の面があることに加えて、生命倫理的に優生思想と障害者差別の面から議論があります。

賛成意見としては、「現時点で有用」であり、「着床前診断は異状胚を廃棄することを目指すのではなく、健康な子がほしいという極めて個人的な希望をかなえることが主目的で、他の人々の生き方や考え方に干渉するものではなく、優生思想とは無関係だ」とします。それゆえ障害者差別に当たらず、また容認された国々の状況から障害者差別を助長する傾向は認められないとします。

他方、反対意見では、着床前診断はそれ自体が胚（受精卵）の品質管理で命の選別を意図しており、優生思想につながると批判します。また、人の商業的利用に該当するし、侵襲的手段なので簡単に採用できる手法ではないとします。

そもそも、どこまで認めて、どこからダメなのか線引きができないではないかという批判もあります。それは、一つを認めると適応疾患が際限なく広がる〝坂転がり理論〟の懸念に通じますが、現時点では節度ある限定的容認に関してはその現象はみられないようです。

日本の着床前診断

以上、着床前診断の生命倫理的議論は、新しい医療技術の導入時にみられる議論に共通しているようです。

日本は、2006年に産科婦人科学会が「致死的な不治の病に限って着床前診断を認める」方針を示し、重度の筋ジストロフィーと習慣性流産を防ぐ目的で認めています。それを受けて、慶応義塾大学病院産婦人科と名古屋市立大学病院産科婦人科、セントマザー産婦人科医院（北九州市）、大谷産婦人科（神戸市）などが申請し、実践されています。

それに対して、着床前診断は「生まれてほしい・ほしくない子の選別」「女性への負担」「受精卵選別は生命への冒涜」「障害者の生の否定」であり、「障害者も差別なく支援を受けられる社会を目指すべき」と抗議されました。着床前診断に関する生命倫理的課題は、次の「救助弟妹」に共通します。

「救助弟妹」の生命倫理

「救助弟妹」とは、病気で骨髄・臓器移植を要する子のため、体外受精で作成した受精卵の着床前診断でＨＬＡ（ヒト白血球抗原）など臓器移植に適合する胚ができたことを確認して、それを子宮に着床させて産まれる弟や妹を指します。病気の兄姉のための骨髄移植は弟妹の出産に伴う臍帯血を利用できます。「救助弟妹とは？」を知るだけで、それには着床前診断の生命倫理も加わった様々な課題が存在することがわかると思います。

着床前診断に対する欧州の状況は、順法がデンマークとスペイン、フランス、ノルウェー、スウェーデンで、黙認がベルギーとフィンランド、ギリシャ、オランダ、英国、違法がスイスとドイツ、オーストリア、イタリア、アイルランドでした（Lancet 2006;368:355)。禁止されている国の人々は順法または黙認されている国に移動して「救助弟妹」を出産します。ちなみに、米国は黙認で、多数実践されています。

議論の際の賛成意見では、「疾患予防目的には許されるべき」で、「中絶を許容しながら着床前診断を不法化するのは不合理」とあります。また、前述の着床前診断への反対を述べながら、患児の兄姉を利用するより〝マシ〟として「救助弟妹」を逆説的に擁護する意見もあります。

英国が許容するに至った際は、「救助弟妹」の許容条件として「患児は重篤かつ致死的状態」「次子（胚）も同疾患に罹患する危険がある」「他の全ての可能性、提供組織の探索がなされた後」「受給者が親の場合（「救助子」になる）は許されない」「使用が許されるのは臍帯血のみ」「家族は経過観察への協力を奨励され、医師は治療と結果を報告」「適合させるために胚の遺伝子操作は許されない」となっていました（the Human Fertilisation and Embryology Authority）。

着床前診断の生命倫理をみてきました。今までのところ、限定的容認についてまで禁止する根拠は乏しいようです。一方、着床前診断自体は該当しませんが、その技術が胚（受精卵）の遺伝子改変を伴うデザイナー・ベビーにつながる懸念は払拭されません。費用負担のあり方など医療一般に通じる課題も残っており、これからも生命倫理的議論が必要と思います。

ヒトゲノム編集

デザイナー・ベビーとは

親が自分たちの望むように、生まれる子の外見や能力をデザインして得られる子を表します。以前は、優秀な卵子と精子を選んで体外受精して得られる子や着床前診断によって得られた子もデザイナー・ベビーと呼ばれていました。

しかし、それらは遺伝子操作による身体能力増強や知能増強、容姿改良などを指すエンハンスメントと呼ばれる技術によるものではありません。いわば、「遺伝子の選別」であって、「遺伝子の改変」ではない、つまりデザインしているわけではないとされ、現在は遺伝子改変を伴う子のみがデザイナー・ベビーと呼ばれる傾向にあります。

ゲノム編集とは

ゲノム（genome）とは、「遺伝子（gene）全体（ome)」を意味します。機能面では、細胞が保有する遺伝情報の総体を表します。ひと頃、「ゲノム解析」が話題になったことを覚えていますか。「ゲノム解析」とは全遺伝子配列を解析することで、ヒトについては国際的な協力もあって全遺伝子配列の解析が完了したのは2003年でした。

ゲノム編集とは実際は遺伝子編集のことで、遺伝子への介入、つまり特定の遺伝子を挿入したり切断したり欠損させたり、あるいは置換したりすることです。遺伝子学技術の進歩により、ある程度の技術さえ持っていればゲノム編集は簡単に行うことができます。胚細胞（生殖細胞）に行えば、生育した細胞全体、つまりその個体を改変することができて、いわゆるデザイナー・ベビーの誕生につながります。そして、その影響は子孫にまで引き継がれることが考えられます。

体細胞にゲノム編集を行えば、その個体の細胞の性質を変えられます。最近では遺伝子治療を「ゲノム編集による治療」として、世界中で多くの臨床試験が進行中です。たとえば、既に2015年7月30日NHKクローズアップ現代＋において、「〝いのち〟を変える新技術～ゲノム編集　最前線～」として、「ゲノム編集という最新の遺伝子操作技術が、私たちの未来を大きく変えようとしている」と放映されました。そこでは、「従来の遺伝子組み換えよりもはるかに正確に」と期待が込められていました。

世界初のゲノム編集による双子誕生

2018年11月26日、中国の科学者、賀建奎・南方科技大学副教授がゲノム編集によってエイズ感染を防御する遺伝子を組み込んだ受精卵から2人の女子を誕生させたというニュースが世界を駆け巡りました。この事例がデザイナー・ベビーに相当します。

ゲノム編集の影響は不確定で、遺伝子編集を受けた個体への影響も不明です。ましてや、ゲノム編集された生殖細胞を用いることは、不明の影響が世代間に伝わることが考えられます。技術的に胚細胞（生殖細胞）へのゲノム編集は、いまだ何が問題なのかわからない状況と言ってもいいでしょう。

賀氏は、「遺伝が関連する疾患を治療・予防する唯一の方法」と強調し、倫理にかなうと主張しているようです。しかし、新生児へのエイズ感染は抗エイズウイルス剤の予防投薬で防げるので彼は誤解していますし、彼の行為には「人体実験だ」とか「人類全体に対するリスクは計り知れない」などと非難が相次ぎました。中国当局も乗り出し調査していますが、その後の進展は不明です。

ゲノム編集は、いいことばかりか

体細胞へのゲノム編集なら、その個体のみに影響は留まると思われます。しかし、胚細胞（生殖細胞）へのゲノム編集では話が違います。

私がゲノム編集から真っ先に思い起こすのは、１９９６年に公開されたマーロン・ブランド主演の映画、『D・N・A／ドクター・モローの島』です。これはH・G・ウェルズ（１８６６年～１９４６年）原作の『モロー博士の島』に基づいた3度目の映画化で、遺伝子変換された多くのおどろおどろしい怪異と言っても過言でない異形動物が描かれていました。胚細胞（生殖細胞）の遺伝子編集の影響は、子孫に予測不能の影響を及ぼすことを示唆する映画でした。

ゲノム編集技術の出現前は、特定の遺伝子部分をノックアウトさせて、どういった個体が発現するかをみて、そのノックアウトされた遺伝子の機能を調べるという遺伝子実験技術が多用されました。耳たぶを作る遺伝子部分がノックアウトされれば、耳たぶのない子というように、どの遺伝子がどの機能を有するかが明確にわかります。実験動物としてマウスが用いられるので、今やノックアウト・マウスの種類は膨大です。

ゲノム編集の成果として、身体的・精神的に正の望ましい影響が現れた子がデザイナー・ベビーでしょう。それを一極とすれば、他極には『D・N・A／ドクター・モローの島』に描かれた多くの異形動物の姿があります。それら両極の間は連続しており、必ずしも望ましい影響のみではないでしょう。目的とする遺伝子部分の改変のみが行われたとしても、他の遺伝子も影響を受けていないとは必ずしも言えません。DNAには自動修復機能があるので、遺伝子が勝手に書き換えることも考えられます。「映画の世界の中だ」と必ずしも限られないと思います。

「ヒトゲノム編集に関する国際サミット」の提言

胚細胞へのゲノム編集には、何が起こるかわからない状況下、慎重な対応が必要というのが大方の意見と思います。かりに許容するなら、対象疾患を特定するのか、歯止めが必要なら実効性ある制度をどう作るのか、さらに倫理指針ではなく法制化が必要となるなど様々な課題が山積です。

２０１５年12月、ワシントンＤＣでヒトゲノム編集について科学的、倫理的課題や統治制度を議論する国際サミットが開催されました（www.national-academies.org）。そこでは、現行の規制と統治制度の範囲で行える研究と臨床応用を提言しました。他方、「遺伝しうる胚細胞のゲノム編集を臨床に行うことは無責任である」と、慎重な意見が述べられています。そして、疾患または障害を治療する科学的発展の状況、臨床応用の可能性、社会のゲノム編集への受容度などについて国際的な議論継続の必要性が主張されました。

ただし、メディアや医学界には、その国際サミットはヒト胚細胞へのゲノム編集について「ほんのちょっと許容する動きを示した」と受け取られました。それは、「胚細胞のゲノム編集を臨床で行うことは無責任である」と述べていますが、「危険性が明らかになるまでは」そして「社会が広く認めるまでは」と条件付きの「無責任」であり、さらに「科学技術の発展で、将来はヒト胚細胞ゲノム編集が行える可能性があること」「ヒト胚細胞へのゲノム編集には定期的に再検討を要すること」と追記していたからです。国際的な議論の継続を主張していますが、条件さえ整えばヒト胚細胞へのゲノム編集は許容されると読み取ることができます。

同第2回会議は２０１８年11月29日に開催されました。そこでは、体細胞のゲノム編集の臨床応用の急速な広まりが報告されました。胚細胞ゲノム編集に関してはいまだ評価が困難であり、引き続き「臨床への応用は無責任」としています。ただし、許容される条件として「独立した機関による確実な監視」「医学的にやむを得ない疾患であること」「代替手段がない」「長期的観察計画がある」「社会への影響の検討」が挙げられています。ヒト胚細胞へのゲノム編集は、推進派によって着々と準備が進められているようです。

胚細胞へのゲノム編集は、ミトコンドリア置換療法や救助弟妹とは遺伝子改変という点で大きく異なります。現在の動きを見ると、ヒト胚細胞のゲノム編集が実行されるのも近い将来のように思われます。人類が踏みとどまるか、未知の世界に足を踏み出すのか、答は科学技術の歴史自体が物語るようですが、読者はどう思われますか？

第 6 章

延命治療とその拒否

――どこからが“助けるべき生命”か

早産と蘇生医療

塗り替えられた超低出生体重児の記録

「268グラム『世界で一番小さい男の赤ちゃん』退院　慶応大発表」という報道がありました（毎日新聞2019年2月26日）。2018年8月に妊娠24週、帝王切開で産まれた268グラムの男子が2月20日3238グラムまで成長して無事に退院したとのことです。300グラム未満の超低体重児が生育した世界で最も小さい男子とされます。

この事例は世界的話題となり、次の日には英国のBBCでも放映されました。同報道によれば、それまで生育した最小体重記録はドイツの男子で274グラム、女子では同じくドイツの252グラムだそうです。

胎児はいつから子宮の外で生存できるのか

医療の支援を受けるとはいえ、妊娠24週から28週（6か月から7か月、体重で600グラムから1200グラム）になると、かなりの確率で生存可能となります。米国が人工妊娠中絶を認めた1973年の連邦最高裁判決もその期間に準拠しています。その判決は妊娠期間を3分割して「第1期なら可」、言わば「人になる前なら人工的な妊娠中絶可」としたのです。ちなみに、日本の母体保護法は人工妊娠中絶できるのは「胎児が母体外において生命を保続することのできない時期」で、現行は厚生事務次官通知によって「22週未満」と定められています。

胎児の子宮外での生存性には、その国や地域の新生児医療の水準を考える必要があります。たとえば、同じ欧州でも国と地域、時代によって大きく異なり、近年はドイツに代表される先進的新生児医療施設で併存疾患のない22週齢から23週齢の超早産児の生存率は25％前後です（JAMA Pediatrics 2016;170:671）。早産児医療で全米一を誇る米国アイオワ大学ステッド家族小児病院の超早産児生存率は妊娠22週齢で58％、23週齢で78％、24週齢で85％、25週齢で89％、26週齢で90％、27週齢で97％となっています（２０１９年3月6日ホームページ）。日本の新生児医療も世界トップクラスで、ある総合周産期母子医療センターの最新アニュアル・レポート（年次報告書）では、23週齢以上は全員生存しています（22週齢のデータはない）。ただし、22週齢未満は国内外いずれの施設も例外はあるにしても、死亡率ほぼ１００％で一致しています。こういった超低出生体重児の実態をみれば、「妊娠23週齢前後に仮死状態で産まれた超早産児に対して蘇生を積極的に行うべきか」などが生命倫理的課題になるでしょう。

なお、かつては「未熟児」と呼ばれましたが、成熟度は不明確ですので最近はあまり用いられません。「超」が付くのは、妊娠期間28週齢未満、体重１０００グラム未満の場合です。

積極的な蘇生に関する生命倫理的指針

対象となるのは、超早産児または超低出生体重児が仮死状態で産まれた場合、あるいは予後が著しく短いと判断される重篤な脳損傷または多重奇形を伴う新生児です。ちなみに、超低体重出生児の30％から50％が中等度から重度の中枢神経系異常や発達異常を合併し、生存すると生涯にわたり24時間全介助状態になります。

英国の王立小児科学会は「小児の生命治療の差し控えと中止に関する指針」で、「無脳症など生存困難な先天性異常児の蘇生はしない」「集中治療が正当化できないほど重篤な中枢神経損傷に至るという新生児医療専門家の見解を両親が受け入れる時、妊娠23週未満では蘇生しない」「仮死状態で産まれ、重大な脳損傷が判明した新生児の人工呼吸の中止」を勧告しています。**表5**は妊娠週齢別に、わかりやすくまとめたものです。そこでは「極小未熟児の生命維持は苦痛を与えるだけであり、生命維持のため全ての可能な措置を実行する義務はない」としています（ナッフィールド生命倫理評議会作業部会、Lancet 2006;368:1844）。

オランダも同様で、主導的な新生児医療施設では、両親が全面的に方針決定に参画し受け入れるという前提で、妊娠25週未満は蘇生しない方針を示しています。米国では、小児科学会倫理指針に「妊娠23週未満は蘇生するな」とあります。生存の可能性が低く、仮に蘇生を試みても新生児に無益な介入となってしまうからです。こういった考え方は、「『良質の医療』を提供するのが医療の義務」という生命倫理の原則の一つにかなうものです。

表5：超低出生体重児における蘇生を中心とする救急医療方針

妊娠週齢	胎児体重	医　療　方　針
24～25週齢以降	700g以上	可能な限りの医療を提供
23～24週齢	700g未満	両親の意思を優先
22～23週齢	500g超	両親が強要した場合と医師が例外的に必要と診断した場合を除いて、蘇生を試みるべきでない
22週齢未満	500g未満	蘇生は臨床研究目的でのみ施行

判断は週齢優先で体重は参考値。

蘇生が優先される社会的傾向

それらの指針では方針決定にあたって、適切な医療の提供に生存可能性の範囲内で両親と医療者の間で、共同で意思決定を行うモデルを提唱しています。しかし冒頭にあるように、ごくまれに超低出生体重児が生存することがあり、それをメディアが「奇跡」と煽り立てることから、それらの指針は守られなくなる傾向にあります（N Engl J Med 2005;352:71）。

さらに、米国は２００２年に共和党政権が「出生児保護法」を作って、「生きて産まれた新生児には例外なく診療を開始しなければならない」としました。米国小児科学会の過剰医療に対する警鐘は無視されつつあるのが実情のようです。そのために、生存性の限界（妊娠22週から23週辺り）にある超低出生体重児において、「蘇生しない」という両親の方針決定に対しては、「親の裁量に任せていいのか」と抵抗が高まっているようです。なお、ここで「新生児の意思決定代行者は保護者（親）」であることを再確認しておきます。

日本は生命至上主義的傾向にある

海外の指針をみてきましたが、日本はどうなのでしょうか。よく引き合いに出される日本新生児成育医学会の「重篤な疾患を持つ新生児の家族と医療スタッフの話し合いのガイドライン」には、生命維持治療の差し控えや中止を検討する際も含めて、話し合いの原則を示すのみで、判断の指針となる具体的記載はありません。

日本は、仮死状態で出生時に蘇生を行うか否かに関しては、施設によって目安は示されたりしますが、妊娠週齢や出生体重を入れた具体的な判断基準は見当たりません。無脳症や重複奇形合併先天異常症では、いかなる手だてを講じても短期間生存するだけですが、「生命尊重」を掲げて治療続行を主張する医療従事者は多いのが実情でしょう。

予後不良の染色体異常症に関する新生児診療施設全国調査によると、両親の希望（治療拒否）を反映して治療しない施設（17％）や緩和的医療をする施設（55％）がある一方で、「治療するように説得を続ける」や「家族が反対しても治療する」「家族に治療拒否をさせない自信がある」といった施設もありました（日本未熟児新生児学会雑誌 2002;14:29）。

これら重症新生児の〝治療成功〟とは、24時間全介助状態の重症新生児を「助かってよかった」と両親に委ねることを意味します。その後のケアには主に両親と家族が当たります。そして、重症新生児は大きくなって母子センターを出されて施設や在宅に移っており、それらのケアが大きな社会的問題となっています。

蘇生の是非が生命倫理的に話題になりますが、その前提には蘇生医療があります。つまり、新生児医療においては治療に向けた動きが最大限重視されます。生存の可能性がある出生児、あるいは対応可能な合併症併存児には蘇生の適応がありますし、可能な限りの医療努力が最大限遂行されるのは言うまでもなく、決して「『蘇生するな』ありき」ではありません。

満期出産における生命倫理

モノ扱いされた新生児

これまで、早産に伴う生命倫理的課題について主に蘇生に関連することをみてきました。次に満期出産時にもみられる課題を扱います。

英語で新生児の代名詞は it（he や she ではない）で、伝統的に新生児は人間扱いされません。ただ、近年は he や she と呼ぶ人も増えていました。ところが、最近、ロイヤル・ファミリーの御目出度に関する報道を観ていたら、it を用いた人がいました。「王族といえども、新生児はモノなんだ」と、妙に感心しました。

それなら、新生児は人として扱われないのでしょうか。「それはおかしい」と誰しも思うでしょう。確かに、新生児は情報を理解することも意思決定することもできません。しかし、自然に（少なくとも潜在的に）人間の尊厳としての固有の価値、思考と感受性、意思疎通、自由な選択や自己決定などができる将来が備わっていると考えられます。したがって、社会にはその将来性を有する新生児や乳児を守る責務があります。

子どもの同意と新生児医療の特異性

ところで、「子どもには判断能力がない」、あるいは「判断能力が低い」とされて、インフォームド・コンセントにおいてコンセント（同意）する法的権利がありません。インフォームド・コンセントには、「判断能力あり」が前提だからです。

他方、子どもの権利条約は、「子どもは成人が自分たちに影響を及ぼすような決定をするときに自らの意見を表明する権利を有しており、自分たちの意見が考慮に入れられる権利がある（第12条）」とし、「情報を取得し共有する権利（第13条）」、そして「プライバシーを守る権利（第16条）」を規定しています。

したがって、子どもといえども、インフォームド・コンセントの理念に則って、その子の能力に応じた説明をして同意を得なければなりません。それは国際条約ですので、法的に保護される対象です。ただ、インフォームド・コンセント関連の自国（法制化されている国の話）の法の保護下にないという意味合いから「子どもの同意」は「コンセント」ではなく「アセント（assent：訳すれば〝同意〟）」と称されます。つまり「子どもの同意」は法的権利ではないにしても、インフォームド・コンセントに関して成人と同等の扱いを受ける倫理的権利があります。

それに対して、新生児と乳児は全面的に保護者に依存するという新生児医療の特異性があります。したがって、代行意思決定者の役割がより一層重要で、通常は保護者（両親）がその役を担います。以下、自分では意思表示ができない新生児と乳児を対象としますが、一部は小児医療にも適応されます。なお、こういった事例に関して合理的な倫理的、法的判断は米国発が多いので、米国の情報が多くなることをご容赦ください。

保護者としての役割の放棄（遺棄）

新生児や乳児は全面的に保護者に頼っています。しかし、保護者がその役割を適切に果たさない、あるいは新生児への良質の医療提供を拒否する場合があります。米国でダウン症新生児への手術を保護者が拒否し、その新生児が死亡した事例がありました（表6）。

必要な保護と治療を与えないことは、保護者としての責務を放棄することなので「遺棄」とみなされます。医療界での遺棄を防止するために米国保健福祉省は一連の「ベビー・ドゥ規定」を策定しました。そして、（1）治療の差し控えが幼児の障害に基づいて、（2）その障害が治療や栄養補給の維持を禁忌とするものでないなら、障害児の命を危険にさらす症状を改善するために必要な栄養補給や処置を差し控えるのは違法である、という通達を連邦関連医療施設に送りました。

その後、この通達を機能させるために「障害新生児に栄養を与えなかったり、ケアしなかったりするのは連邦法で禁じられる」というポスターが全ての連邦関連病院の新生児室に貼られ、通達からの違反や逸脱、それらの疑い例に対する密告が奨励されまし

表6：ベビー・ドゥ事例

1982年4月9日、インディアナ州でベビー・ドゥと称されるダウン症の新生児が産まれ、同15日に死亡した。ベビー・ドゥは気管食道瘻（気管と食道が開通している）を合併していたが、両親は手術しない決定を下した。病院側は手術を求めて裁判所の判断を仰いだ。州最高裁まで行っての判決では、「治療に関して医師の間で議論がある場合は、両親は手術をさせないことができる」とされた。

この事例が該当するか否かを別にすれば、判決の総論（論旨）自体は論理的で倫理的にも正当と考えられる。しかし、気管食道形成術がこの子の最善の利益と考える人々は、「ベビー・ドゥは手術を受けるべきであった」と憤慨した。そして、保護者の代行意思決定に関する議論を巻き起こした。

た。密告があると、弁護士と医師、官吏から成る連邦政府チーム〝ベビー・ドゥ突撃隊〟が新生児室を襲撃してあらゆる延命措置を強要しました。そういった襲撃は、1983年で1633件ありました。しかし、無益な介入を著増させただけで、かえって新生児に被害が生じる結果となることが判明し、急速に下火になりました。

これら一連の事象には、生命至上主義を信奉する宗教の影響下、一秒でも長生きさせようとする時代背景がありました。「ベビー・ドゥ規定」は連邦最高裁によって後に無効とされましたが、障害児の保護と適切な治療に関して注目させる役割を果たしたことは事実でしょう。

結局、1985年、米国保健福祉省は最終的に治療を保留できる条件が記載された規則を公布しました。すなわち、

(1) 幼児が慢性かつ「不可逆的な昏睡状態」にある場合、

(2) その治療の提供は「単に死にいく状態を引き延ばすだけ」で、当該幼児の生命を脅かしている症状を改善したり回復させたりする効果を持たず、「さもなければ」幼児の延命という意味において「無意味」である場合、または

(3) その治療の提供が「幼児の延命にとって事実上無益」であり、かかる状況における治療自体が非人道的である場合、という条件です。

この規則には「合理的な医学的判断とは、合理的な分別を持った医師が、事例の内容とその医学的病状に可能な治療を正しく理解している場合になされるであろう医学的判断」と定義されて、「事実上無益」という判断は「合理的な医学的判断」のみに基づいて決定されます。幼児に対する栄養補給と補液などは、

主治医の「合理的な医学的判断」において「適切でない」場合には保留されうることになります。最終的な医療方針決定権は乳児の意思決定代行者にありますが、関係者間で一致がみられないときは臨床倫理委員会に諮問したり裁判所の判断に委ねられたりするでしょう。

根拠に基づいた医療（EBM）の重要性

ここに、「合理的な医学的判断」の重要性が指摘されました。今までに何度か述べてきたように、世界医師会の患者の権利の第一項が「良質の医療を受ける権利」です。それを医療側からみると、医療の義務の第一項として「良質の医療を提供すること」となります。保護者の権利を停止して治療を強制する場合は「良質の医療」であることが前提で、「根拠に基づいた医療（EBM）の大切さが改めて想起されます。

裁判所による保護者の権利停止は、その制度が生まれた経緯からわかるように、「諸刃の剣」の性格を有する法律です。つまり、適正な医療が行われるようになるのか、過剰医療を助長するのか、その運用実態を慎重に見守る必要があります。

このように新生児医療にも「良質の医療を提供せよ」という医療の義務が当てはまります。いかなる手立てを講じても死が見えている超低出生体重児に治癒的医療を提供することは、その医療の義務に反する行為です。命が大切なことは自明の理ですが、それが高じて命を弄ぶような過剰な医療に陥ることは避けたいものです。

新生児や乳児において治療拒否が正当で遺棄とみなされない状況は、成人の場合と基本的に変わるところはありません。先の米国保健福祉省の基準にしても、合理的な医学的判断が基本となります。ただし、実際に過剰医療なのか、両親や家族の要望が医療の幻想に基づくのか微妙な事例があり、裁判所の判断が疑問視される事例もあります。

保護者が新生児を遺棄したとき

保護者（親権者）が新生児や小児を遺棄するなど、子どもの福利が害されるときは国が保護者に代わって意思決定を代行するパレンス・パトリエ（parens patriae）という仕組みがあります。保護者の遺棄や暴力で数え切れない子どもたちが被害を受けています。そのうえ、必要な診療が妨げられたりします。そのような時、パレンス・パトリエに基づき、保護者の意思決定の役割を国が代行して医師に治療を要請します。具体的には、医療側または他の機関が裁判所に子の保護を申し立て、必要とあれば裁判官が保護者の権利（親権）を停止させて子に医療を受けさせます。

日本でも、２００５年、脳の形成異状に対して親の拒否を認めず手術、また２００６年には心臓奇形に親の拒否を認めず手術したことがあります。あまり知られていませんが、裁判所は24時間訴えを受け付けます。医療機関も個人もいつでも裁判所に訴えることができます。また、フランスなどは法制化していて、「エホバの証人」信者の親権者が子の輸血を拒否しても、18歳未満であれば医師の判断が優先され、必要であれば輸血されます。

さらに、日本では２０１２年の民法改正で、主に家庭内暴力（ＤＶ）と遺棄を対象に新たな親権停止制度が設けられました。これで、父母による親権行使が子の利益を害するときに、児童相談所長が家庭裁判所に親権停止を請求し、認められれば児童相談所長などが医療行為に同意することで医療が進められます。

親権喪失という異常事態の認定には厳密な要件を満たすことが求められるのに対して、家庭裁判所の判断により2年以内という期間を定めて容易に親権停止できるようにしたのが改正点です。実際には両親の意思と希望があるので難しい判断を求められたりします。

宗教も絡んだ例に米国のベビーK事件が挙げられます（**表7**）。この裁判では「人工呼吸は無益」という病院側の訴えは斟酌《しんしゃく》されずに、「差別禁止」を理由に人工呼吸継続が命令されました。父は「無益なので止めたい」としましたが、母が敬虔なキリスト教信者で「神が全てを決める」と延命を主張したのです。

米国では信仰の篤い人ほど人工的延命措置を望む傾向にあります（JAMA 2009:301:1140）。その報告者は、不合理な方針を選択する信心深い人たちに驚きました。なぜなら、敬虔な信者なら人工的措置は望まず神に委ねると予想していたからです。

表7：ベビーK事例

1992年10月13日、バージニア州に脳幹部のみが残存した無脳児が満期出産（帝王切開）で生まれた。出生前に診断されていたが、母が人工中絶の勧めを拒否していた。出生時、呼吸がなかったが、母の強い希望で蘇生術を受け、人工呼吸装置につながれた。数日して、医師団が人工呼吸の停止を勧めたが、母は拒否した（父は病院に来ない）。医師団は病院倫理委員会に諮問し、倫理委員会は10月22日「母が人工呼吸停止に納得しないなら法廷へ」と結論を下した。11月30日自発呼吸が開始したのでケア施設へ移送された。1993年1月15日から呼吸悪化による入退院を繰り返し、1995年4月5日死亡した。

1994年2月10日控訴裁判所は2対1で1審判決（人工呼吸継続）を支持した。判決は、「（差別禁止に基づいて）救急救命室は受け入れて安定するまで治療しなければならない」とした。「無益だ」という病院側の訴えには、「差別禁止に無益さは規定されていない。脳があるかないかは斟酌されない。両親に決める権利がある」とした。

根拠に基づく医療の提供

「医療の無益性」に関する議論

　このところ、「（医療の）無益性」が何度も出てきました。それは文字どおり「無益」あるいは「無駄」「無用」「成果がない」「意味がない」などの意味合いがあります。「医療の無益性」は、特に終末期医療の課題として生命倫理界で長く議論されてきました。それは、治療の差し控えや中止の決定に当たって、「医学医療的に無益だから」という理由づけがしばしば主張されるからです。

「医療の無益性」には、「無益性の定義が困難」「どの程度無益なら無益とみなすのか」「医療費節減が目的」などが問題視されます。さらに考慮される要因は、「予想される利益」や「危険性」「患者と家族の希望」「標準的医療と異なるのか」「要する費用」など多岐にわたります。要するに、客観的に「医療の無益性」を定めることはほぼ不可能なのです。

　また、従来の「医療の無益性」に関する議論には欠陥がありました。それは、「医療の無益性」を批判する人々は「医療は本質的に有益」という先入観にとらわれていたことです。「医療は有益」と頭から信じ込んでいる人は、医療の幻想にもとらわれています。幻想を解くのは難しく、彼らは「医療の無益性」を医療方針策定の理由にできないと考えます。

さらに、終末期に「医療は無益だから延命措置はしない」と言うとき、「治癒的医療は終末期に無益だから」と「医療そのものが終末期には無益だから」という二つの意味合いがあります。前者に関しては、終末期には治癒的医療で打つ手がないのですから当然です。しかし、終末期に治癒的医療が当たり前のように行なわれる現実を目の当たりにすると、医療に幻想を持つ人は治癒的医療は有効と誤解します。後者については、臨終期には医療そのものが無用になり心遣いで対応することが適切でしょうけど、誤解する人はやはり医療の幻想から「医療の無益性」に思いもつきません。

こうしたことをとらえて、治療の差し控えや中止に反対する人たちは「『医療は無益だから』は治療の差し控えや中止の理由にならない」と主張します。

それなら、どうしたらいいのでしょうか。「患者に有益な医療」を考えるほうが、実があります。1985年の米国保健福祉省の治療を保留できる条件に記載された「『事実上無益』という判断は『合理的な医学的判断』のみに基づく」という規則に通じると考えられます。今日的には医療の義務の第一項「良質の医療提供」、つまり「根拠に基づいた医療（EBM）を提供せよ」と言い換えることができるでしょう。

終末期において、医学的に無益だから治癒的医療の差し控えや中止をするのではなく、医療の義務である良質の医療、換言すればEBMを実践するという積極的な意味合いになります。

患者本人の自己決定であっても、事前指示による代行者の意思によるといっても、実際に治療の差し控えや中止を決断し実行する人は「これでいいのか」と自責の念に駆られ心理的な負担を覚えます。その負担を軽くするためにも「医療は無益だから」という消極的な姿勢ではなく、良質の医療（EBM）を提供するという積極的な姿勢が望ましいと思われます。臨床では、インフォームド・コンセントの理念どおりに、患者や家族と関係者との共同意思決定の取り組みの中でＥＢＭに則った良質の医療を提供することになるでしょう。

「医療の無益性」は、生命倫理的理解が大切なことを物語ります。なお、終末期に「医療は無益なので何もしない」と告げられたりしますが、〝積極的姿勢〟からの取り組みとして患者と家族にとても有益な緩和ケアがあることを強調したいと思います。

「最善の利益」とは

病気になったとき、判断能力がある人はインフォームド・コンセントの理念に基づいて、医師から説明を受けたうえで自分の価値観・道徳観に則って自分が決めた医療を受けることができます。ところが、判断能力が失われたり、乳幼児のように判断能力が元からないときは、誰かが本人に代わって医療方針を決めなければなりません。そのとき医療に関して判断基準となるのが「最善の利益」であり、「患者の意思決定代行者がその人にとって最善の利益が得られる医療を選択する」ことになります。この「最善の利益」が用いられる場面が二つあります。

一つは、判断能力が失われた患者において、患者が医療から得られる利益を最大にし、被る不利益を最小にしようという臨床の場面です。その理屈は理解できると思います。

しかし、多様な考え方を有する関係者の間で一致点を見いだすのは困難です。方向性を一つに収束させる目的でのめぼしい判断材料は「生命延長」となって、そこでの「最善の利益」は「生命の不可侵」や「生命の神聖性」と同義語で生命至上主義にかなう概念となります。実は、それがかつての「最善の利益」の見方でした。その結果、「最善の利益」＝「延命措置の導入または継続」となっていたのがほとんどでした。しかし、現在は全員一致の方向性を求めはしますが、全員一致が強要されるわけではありません。「最善の利益」は患者本人の個別性を斟酌し重視して「個人が判断する」ことになっているからです。選択肢には「治癒的医療を提供しない」もあります。

実際には、患者の事前指示があって、その指示が「良質の医療」に合致するなら、それに従うのが適当でしょう。それがない状況では、患者をよく知る周囲の人々が患者の意思を推量して、患者の意思決定代行者が決めることになります。患者本人の意思を推量できない場合は、関係者の代行による推量でも差し支えありません。判断には「医療の無益性」と同様に「合理的な医学的判断」「根拠に基づいた医療（ＥＢＭ）」が大切で、決め方としては共同意思決定の取り組みとなります。

なお、関係者間で同意が得られない場合は、臨床倫理委員会など外部に諮問する方法、さらには裁判で決めてもらう最終的手段もあり得るでしょう。

もう一つの「最善の利益」とは、判断能力がない患者の意思決定代行者が患者に必要な医療を拒否して患者を遺棄する場合、患者の「最善の利益」のために保護者から親権を取りあげて医療を提供しようという時に用いられます。前項で紹介した「国（実際は裁判官）が保護者（親権者）に代わって意思決定を行うパレンス・パトリエ」という理念ですね。

この場合は、「患者が遺棄されて必用な医療が受けられない」という特殊な状況にあって、提供される医療の候補は既に決まっている場合がほとんどです。その時点では決まっていない場合もあり得ますが、いずれにしても、そこで提供される医療は治癒的医療の方針が採用されることになるでしょう。

また、一般臨床での「最善の医療」には患者本人の思いが入れられたり、ある程度反映されたりします。しかし、遺棄された患者の場合は、本人の思いが斟酌されることはありません。なぜなら、本人の思いを代弁するはずの親近者が本人を遺棄しているので親近者が医療方針決定に参画することはなく、第三者である裁判官が医学的妥当性に基づいて決めることになります。裁判官の判断は社会の風潮や考え方にも左右されますし、それが「良質の医療提供」という医療倫理に適うのかは十分に検討する必要があります。

「延命措置中止が最善の医療」と認められた例

「延命措置中止が最善の医療」として容認された事例を紹介しましょう。2004年10月、英国で多重奇形＋脳・多臓器不全の児が生まれたとき、「心肺停止には蘇生を行え」という両親の訴えに対して、「延命医療は不必要」という病院側の判断を支持した高等裁判所判決がありました。

オーストラリアでは、ある90歳代男性が3回目の心筋梗塞に罹って脳死に近い状態に陥ったとき、医師団が人工呼吸器の停止を提案しました。しかし、家族は「今まで治ったし、今回も回復する」と提案を拒否しました。病院側が裁判に訴えたところ、2004年11月11日、「人工呼吸器を停止してよい」という最終的な最高裁判決に至りました。そして、即日、人工呼吸器が停止され、患者は亡くなりました。この事例は、第7回国際生命倫理学会がシドニーで開催されていた時に重なっていました。その次の日、12日のテレビ番組で最高裁の決定と「殺された」とする家族の怒りを放映していました。

信仰に基づく輸血拒否

「エホバの証人」については、「輸血を拒否する宗教」として聞いたことがあると思います。この宗教団体は『ものみの塔』という機関誌を発行しているので、その名で呼ばれたりします。「エホバの証人」信者が輸血を拒否するのは、聖書に「血は避けるべき」と記述されているからです。そして、必要であっても輸血を拒否することにより、助かる命も助からない、つまり「自殺や遺棄に相当するのでは」という生命倫理的課題が俎上に乗せられます。

日本で「エホバの証人」の輸血拒否が一般の話題になった契機は、交通事故による大量出血で輸血が必要とされた「大ちゃん事件」でしょう（表8）。「エホバの証人」信者の親権者が輸血を拒否し、病院側が輸血するよう説得を続けている間にその子は死亡しました。

監察医の鑑定書には、「輸血されたとしても、必ずしも命が助かったとはいえない」とありました。これを踏まえて、両親の保護責任者遺棄の件は追及されませんでした。しかし、「信仰による輸血拒否」が死に至った要因の可能性があった事例で、輸血を拒否する宗教の存在が日本社会に認知され大きな話題になりました。また、「輸血拒否で死亡した」と批判する人々は、「両親の輸血拒否は遺棄に相当する」

表8：日本の輸血拒否：大ちゃん事件

1985年6月6日、自転車に乗った10歳男子がダンプカーに接触されて転倒し、両足を開放骨折した。救急搬送先の聖マリアンナ医科大学病院は手術を準備したが､かけつけた両親が輸血を拒否した。両親は「危険は承知で、無輸血手術を行うよう」口頭と文書で医師に要請した。医師は輸血の必要性を説明し、輸血したうえで手術するようにと説得を始めた。両親は応援伝道師とともに輸血拒否を言い続ける。一方で両親と応援伝道師は、無輸血手術をしてくれる病院を探し、受け入れ準備をしてもらった。しかし、病院側は、輸血して手術するよう説得を続けた。そうこうするうち、男子は約5時間後に死亡した。

と非難しました。なお、成人の場合は、「輸血拒否は自殺に相当するのではないか」という倫理的課題も生じます。

「大ちゃん事件」の前に成人の輸血拒否事例がありました。大切な裁定でしたので、**表9**に少し詳しく紹介します。この事例は訴訟手続き上、債権者と債務者の争いですが、実体は「成人の輸血拒否が容認されるか否か」の争いでした。

表9：成人の輸血拒否が裁判で争われた事例

左大腿骨骨肉腫の男性は1984年12月1日、病的骨折を発症して某整形外科病院に入院し、同28日に大分医科大学（現、大分大学医学部）附属病院整形外科に転院した。病院側は早期の左足切断術を勧め、患者は手術を含む治療の必要性を理解し、受けることを希望した。しかし、「エホバの証人」信者の患者と妻は輸血を拒否した。それでは手術できないと、担当医師らは輸血を承諾するよう説得を続けた。その間、骨肉腫には放射線療法や化学療法が行なわれた。

他方、患者の両親は輸血に同意していた。そこで、自分たち両親は患者から将来にわたり扶養され幸福な親族関係を保持することに一定の権利ないし利益を有する債権者であるとして、死に至る可能性のある患者の輸血拒否は自殺行為と同じであり正常な判断力を欠いて債権者の権利や利益を侵害すると、患者を債務者として債権者の権利を侵害しないよう（つまり輸血を受ける）仮処分を裁判所に申請した。

判決では、患者は精神状態や判断能力が正常の成人で、輸血拒否の危険性を十分理解したうえで信仰に基づき輸血を拒んでいると認定された。輸血の強制は信仰の自由を侵し、また輸血拒否は単なる不作為に止まる。債権者の要求が債務者の信教の自由に基づく医療に対する真摯な要請を陵駕する程の権利や利益であるとは考え難く、輸血拒否は違法性を帯びないとした。個人の生命は最大限尊重されると国も重大な関心をもつが、患者は輸血拒否以外は切断術を含む他のあらゆる治療を受け、その完治、生命維持を強く願望している。輸血拒否を生命の尊厳に背馳《はいち》する自己破壊行為類似のものとは言えない。よって、本件仮処分申請の却下が決定された。（昭和60年12月2日大分地裁：昭60（ヨ）169号左脚切断手術断行仮処分申請事件）

大分地裁による仮処分申請の却下を受け両親は抗告しましたが、福岡高裁は１９８５年12月18日原審を維持すると決定しました。

抗告審では、一審判定に加えて「医療行為に手術が必要とされる場合、患者の承諾が必要とされる。これは患者の有する基本的人権に基づく自己決定権を尊重する所以にほかならない。したがって、患者が自己決定権を行使した時は、本人の自由な意思に基づく限り、その意思は充分尊重されなければならない」と、自己決定（輸血拒否）が法律上有効であることを明確に認めました。

その福岡高裁の判断を支持する裁定が「輸血拒否」に対する２０００年の最高裁判所判決です。そこでは、自己決定権を「私的な医療契約上の権利」ではなく、「患者が輸血を伴う医療行為を拒否するとの明確な意志を有している場合、このような意志決定をする権利は、人格権の一内容として尊重されなければならない」と「憲法上の権利」と位置づけられました。この最高裁の事例は、輸血は生命予後に関わりありませんでした。そのため、死に至る出血でも輸血拒否が法的に認められるのか、この最高裁判所判決のみからは判断できません。

しかし、２００７年5月、これらの判決を致死的出血の場合も日本社会が受け入れていることを示す事例が大阪医科大学附属病院で見られました。「エホバの証人」の女性信者が妊娠42週に帝王切開で女子を出産しました。帝王切開後、子宮外大量出血を起こしましたが、輸血を拒否し数日後に死亡しました。子は無事でした。この事例において輸血拒否を非難したのは一部のみで、司法界とマスメディアも含めて社会全体は輸血拒否を容認したと受け取られる態様を示しました。つまり、輸血により救命できたであろう場合も、本人の輸血拒否の意思を尊重することを日本社会は容認したのです。

輸血拒否への対応

「輸血拒否は自殺を意図している」との批判には、前記の大分地裁の判決がその考えを明確に退けています。対応を迫られた医療界は、各医学団体が指針を策定しましたが、残念ながら生命倫理的に検討が不十分なためか整合性に欠けています。

聖マリアンナ医科大学は、「大ちゃん事件」の4日後、「必要と判断された場合には警察の協力を得て支援団体の排除等に努め、両親への説得を続けつつ、人命を最優先し、輸血を行う。これに対する責任は、大学が負う」と決議しました。この決議は、医療という私的環境に場違いな警察力を導入し、また患者側の意思決定代行者の権利を否定する法的に問題のある非倫理的な宣言です。多分、パニックに陥り思考停止したのでしょう。

その後、「宗教上の理由による輸血拒否に対する当院の方針」として、「当院は、患者さんが宗教的信念により輸血拒否される場合には、可能な限り患者さんの自己決定権を尊重し無輸血治療に努めますが、医師が生命維持に輸血が必要と判断した場合には輸血する、「相対的無輸血」を基本方針としています。生命維持に必要な場合であっても輸血を行わない「絶対的無輸血」を希望される場合は、他医療機関への転院をお願いしておりますので、ご理解のほどお願い申し上げます」とホームページに示しています。「相対的無輸血」と「絶対的無輸血」という混乱を招く表現については後述しますが、結局は「輸血拒否ならお断り」という方針です。

「絶対的無輸血」と「相対的無輸血」という概念

ところで、「輸血拒否」に関して「絶対的無輸血」と「相対的無輸血」という言葉があります。前者は「たとえ生命の危機に陥るとしても輸血を拒否する」ことで、後者は「生命の危機や重篤な障害に至る危機がない限りで輸血を拒否する」ことだそうです(註49)。これは、「エホバの証人」信者といっても、輸血に対する考え方に微妙な違いがあり、輸血が避けられない事態には全血または成分輸血を許容する信者がいるからでしょう。

しかし、「相対的無輸血」は輸血の効果・副作用を考慮すれば“当たり前”のことで、その考え方は不必要な輸血が行われていると告白するようなものです。加えて、「生命の危機や重篤な障害に至る危機」を厳密に判定することは困難です。つまり、「絶対的無輸血」と「相対的無輸血」という概念は物事を混乱させるだけです。

註49：たとえば、日本医師会のホームページでは、医の倫理と基礎知識の項に「日本医師会員のみなさまへ」と題して「エホバの証人と輸血」について見解を述べている。

日本医療界の混乱

同じような混迷は、２００７年6月24日付けの日本輸血・細胞治療学会、日本外科学会、日本小児科学会、日本麻酔科学会、日本産科婦人科学会の5学会合同指針にもみられました。そこでは、「親が拒んでも15歳未満は輸血する」と15歳未満に対する方針は権限のない医師が勝手に医療方針を決定する非倫理的な内容になっています。

その後、日本輸血・細胞治療学会は指針を改定し、「15歳未満または医療に関する判断能力がない場合は親権者が拒否しても最終的に必要になれば輸血を行う」とする前段と、「親権者の同意が全く得られない場合は、児童相談所から親権喪失を申し立て、親権代行者の同意により輸血を行う」とする後段としました（日本輸血・細胞治療学会、２００８年2月28日）。前段は親権者の意思決定代行権を不当に侵害し、かつその権利がない医療者が独断専行することになって倫理的・法的に不適切です。後段は適切ですが、それも含めて「遺棄」に準じて対応することが適当でしょう。

親権者による小児の輸血拒否への対応

次に、小児を対象としたときについて整理します。その前に、海外の状況を見てみます。

著者の知る限り、親が小児の輸血を拒否する場合の対応はほぼ同じです。

親権者による小児の輸血拒否には、小児の意思決定を親に代わって国が行なうパレンス・パトリエに基づき、医師に輸血を要請します。実際には、医療側が裁判所に輸血の必要性を申し立て、手続きを進めます。

米国では、両親が子の心臓手術で必要な輸血を拒否したことがありました。病院は裁判所に院長を子の保護者に任命するよう求め、それを得て院長が輸血に同意し手術に至りました。アイルランドでは、小児の貧血双子に親の拒否を認めず輸血しました（２００８年）。カナダでも、白血病を治療中の女子に親の拒否を認めず輸血が命令されました（２００２年）。フランスでは法制化して、「エホバの証人」信者の親権者が子の輸血を拒否しても、18歳未満であれば医師の判断が優先されて、必要あれば輸血がなされます。

なお、米国は対象疾患によって裁判所の判断が異なります。通常、裁判所は生命の危険のない場合は両親の決定に干渉しませんが、対象疾患の生への影響について線引きが難しいので輸血を認めるか否か判断が分かれる時があります。

こうして小児の輸血拒否への対応は、どの国も「必要な治療を受けさせない遺棄に相当する」として扱われます。まとめますと、法的に同意権のない未成年者の場合、遺棄に相当すると考えたならパレンス・パトリエの理念に基づき親権者とは別の意思決定代行者を選任するか、あるいは裁判官の判断に委ねます。日本の場合、今では、改正民法の新たな親権停止制度に基づいて児童相談所長などが家庭裁判所に請求して医療行為に同意することもできるでしょう。裁判所は24時間訴えを受け付けますし、既にその仕組みの元に親の拒否を認めず手術したことがあります。フランスのように法制化を図るのも方法でしょうけど、今後の課題です。

成人の輸血拒否への対応が欧米で異なる理由

一方、成人の輸血拒否には米国が本人の意思を尊重するのに対してほかの国々の対応は異なります。英国の裁判所は一定の状況には輸血が適当とする標準的医療基準、あるいは「救急救命の場では救命を優先する原則」を適応し、輸血拒否の自己決定は他者から影響を受けているためで、患者に判断能力がないと判定して輸血を命令しました（１９９2年）。アイルランドでは、成人の輸血拒否や産後出血の女性に拒否を認めずに輸血が命じられました（２００6年）。ほかの欧州諸国でも、宗教に基づく輸血拒否は非合理的で、理性を失って適切な自己決定ができないためと輸血が命令されたことがあります。

推測ですが、欧州は歴史的文化的に保守的で、信仰面でもエホバの証人を排斥する傾向が強く、それが自己決定よりも生命保持を優先する考え方の根底にあると思われます。その点、米国はより個人主義的で自己決定を大切にする傾向にあり、欧州と米国の違いになったと推測できるでしょう。米国社会ががん告知で世界の先頭となり推進したことと同じ現象によると思われます。

それなら、がん告知の広まりは遅かったにもかかわらず、輸血拒否は日本が米国型に変化したのが早かったのはなぜでしょうか？「米国に学んだ」が答えになると思われます。ただ、人々の考え方が簡単に変わるとは思われません。無意識下の文化的背景があると思われます。その理由と考えられる歴史・文化を紹介します。一つは、日本には、長く続いた自死の歴史・文化、切腹があります。三島由紀夫（1925～1970年11月25日）事件を憶えている方も年配者には多いでしょう。それが、自死につながる米国型の輸血拒否を意外に早く日本も受け入れた理由と思います。

宗教に基づく輸血拒否は信仰が背景にあるので、他の医療拒否には適応されないという生命倫理学者がいます。しかし、宗教を理由とするのは思想信条による差別です。そのような差別は元より許されないのは明白でしょう。

（延命）医療とその拒否の課題を見てきました。次からは終末期医療や延命医療、尊厳死、安楽死などの課題を扱います。

※本書は、医薬品情報誌「薬のチェック」に連載の「みんなのやさしい生命倫理：生老病死」（2008年7月から2020年7月）をまとめたものです。編集に際しては、読者の記憶を呼び覚ますために以前の内容に再度触れている個所を削ったり、執筆当時から変化した事柄に関して註釈を入れるなどしました。もしも前後のつながりがぎくしゃくしているなどがあれば、ひとえに編集の責任です。

真実を伝える——どうガンを告知するか——　谷田憲俊著（近代文藝社、１９９３年刊）

患者にがんを「告げるべき」と考えていた医師の割合がごくわずかであった頃から、谷田さんは、「当然のこと」と、確信をもって「がんの告知」を実践していた。がんの告知が普及した今日においても、忘れられがちな重要なことの一端を引用して紹介する。

もう嘘をつくのはやめよう！　患者の情報は患者自身のものである。

悪い情報を告げるのは、誰にとっても厭なものである。医師や看護婦とて例外ではない。それが真実と分かっていても、悪い情報を患者に告げることをためらってしまう。しかし、悪い情報であっても、患者にそれを伝えて理解してもらわなければ、患者に適切なアドバイスもできないし、先へも進めないことが多い。相手を知れば、おのずからその対処法も分かってくる。

本書の第一部は、癌告知法の手引きについて述べるとともに、参考のために著者の経験例を提示している。第二部では、癌の場合でも真実を伝えた方がよいとする根拠、それに伴う「インフォームド・コンセント」や「説明と同意」などの関係について論じている。

約30年前の刊行であり、あいにく絶版となっているが、ご遺族の了解を得て、Web（https://www.npojip.org）で公開の準備をしている。本書と合わせてお読みいただくと、谷田さんが書き残した「終末期医療や延命医療、尊厳死、安楽死」などについての考えに触れることができると思う。

著者あとがきにかえて　EBMとNBMを実践した医学者　谷田憲俊さん

長年の友人であり、医薬品情報誌「薬のチェック」の前身「薬のチェックは命のチェック」創刊時からの編集仲間でもあった谷田憲俊さんは、２０１９年9月30日に逝去された。享年70歳。

谷田さんは、消化器内科医として実地臨床に携わり、感染症学に造詣が深く、兵庫医科大学で教鞭をとり、山口大学では生命倫理学の教授を務めるなど、実地臨床と教育に幅広く携わっておられた。非常に早い時期、30年くらい前から患者本人へのがん告知を実践していたイノベーター（常識にとらわれない人、革新者）でもあった。診療と並行してホスピスボランティアの育成にあたるなど、常に、臨床と教育との両輪を実践しておられた。

そして、それらの実践の基本にあったのは、科学的根拠に基づく医療（Evidence Based Medicine：ＥＢＭ）および、物語りと対話の医療（Narrative Based Medicine：ＮＢＭ）だと思う。

それは突然だった。いつものように、もろもろの仕事の合間にメールチェックをすると、谷田さんからのものがあった。

〈２０１９年9月7日の谷田さんからのメール〉

私は、今日、兵庫医大肝胆内科（旧第3内科）を退院しました。

診断名は、膵頭部癌で2・5cmほど、周囲の血管を咬んでいます。胆管内瘻化チューブを入れました。というわけで、多分、半年前後の予後でしょうか。ただ、初回になるので、一度は標準的化学療法を試みたいと思いました。反応次第ですが、セカンドラインはしないつもりです。

そこで、残念ながら、全ての活動は停止です。ＮＰＯＪＩＰについては、1、2年、生命倫理を続けたいと思います。

以前、「あと、1、2年」と坂口さんに言ったことがありますが、全くの偶然です。予後より長いですが、これも偶然に数編、書きためてあります。他の仕事は一切断っているので、多分可能でしょう。その内容は、現在の課題の続きと、終末期医療、安楽死などで、全体で10編程度を考えています。勝手なお願いです。これも人生でしょう。ある意味、なり行き任せで行こうと思います。　谷田

自己免疫性肝炎を患っておられることは承知していた。２０１９年2月に開催したＮＰＯ医薬ビジランスセンターの通常総会と同日午後の編集会議での谷田さんは、以前より痩せたみたいだなあという印象だったが、ＮＰＯＪＩＰの理事や編集委員の改選で「あと1期（2年間）なら」と快く引き受けてくださった。それだけに、膵頭部癌だという文言や予後半年云々を読んで、ちょっと言葉が見つからない。

お亡くなりになったまさにその日、9月30日、谷田さんに依頼していた原稿を他の方に代わってほしいとの電話が家人からあり、承知の返事をして受話器を置いた。キーボードを叩く力がないのか、病状が重いのか。あえて何も問わなかった。後日、電話の背後には谷田さんが伏せっておられて、ピンチヒッターの諒承を知ってほっとしておられた、ということを知った。最期まで「薬のチェック」のことを気に留めてくださっていたのだと思うと、ただただ、ありがたかった。

谷田さんの、丸ごと他者を受け止める姿勢、決して自分から他者を拒絶しない姿勢を知るだけに、そして、ご自身が末期がん患者になって尚のこと、谷田さんなら、終末期医療や安楽死をどう著したか、読むことができないのは残念である。そして、ＣＯＶＩＤ—19流行の今、谷田さんに尋ねたいことはたくさんある。

２０２1年8月　　坂口啓子（編集担当、ＮＰＯ医薬ビジランスセンター事務局長）

みんなのやさしい生命倫理　生老病死
2021 年 9 月 30 日　初版第一刷発行

著者：谷田憲俊
発行人：浜　六郎
発行所：特定非営利活動法人医薬ビジランスセンター
（通称：薬のチェック、略称：NPOJIP）
〒 543-0043　大阪市天王寺区勝山 2-14-8-602
TEL：06-6771-6345　FAX：06-6771-6347
http://npojip.org
装丁　中村美登利
イラスト　宇宙花こすも
制作　さいろ社
印刷所　シナノ印刷株式会社

ISBN978-4-901402-69-9 C0047 ¥1800E